陈修园医学丛书

伤寒真方歌括
伤寒医诀串解

清·陈修园　撰

杨家茂　俞宜年　校注

中国中医药出版社

·北　京·

图书在版编目（CIP）数据

伤寒真方歌括　伤寒医诀串解/（清）陈修园撰；杨家茂，俞宜年校注 .—北京：中国中医药出版社，2016.5（2024.10重印）

（陈修园医学丛书）

ISBN 978-7-5132-2362-1

Ⅰ.①伤…　Ⅱ.①陈…　②杨…　③俞…　Ⅲ.①《伤寒论》—研究　Ⅳ.①R222.29

中国版本图书馆 CIP 数据核字（2015）第 025797 号

中国中医药出版社出版

北京经济技术开发区科创十三街 31 号院二区 8 号楼

邮政编码　100176

传真　010－64405721

保定市中画美凯印刷有限公司印刷

各地新华书店经销

开本 880×1230　1/32　印张 5.5 字数 91 千字

2016 年 5 月第 1 版　2024 年10月第 5 次印刷

书号　ISBN 978-7-5132-2362-1

定价　20.00 元

网址　www.cptcm.com

服务热线　010－64405510

购书热线　010－89535836

维权打假　010－64405753

微信服务号　zgzyycbs

微商城网址　https://kdt.im/LIdUGr

官方微博　http://e.weibo.com/cptcm

天猫旗舰店网址　https://zgzyycbs.tmall.com

如有印装质量问题请与本社出版部联系（010－64405510）

陈修园医学丛书

编委会

前　言

陈念祖，字修园、良友，号慎修，福建省长乐县江田乡溪眉村人。生于清乾隆十八年（1753），卒于清道光三年（1823），终年七十岁。是清代著名医学家、教育家。

陈修园早年丧父，家境贫寒。幼时从祖父陈居廊（字天弼）读经史，兼习医学。嘉庆六年（1801）涉足仕途，最初到直隶保阳（今保定市）供职。历任河北省磁县、枣强县和威县知县、同知。嘉庆二十二年（1817）又升任直隶州知州，次年代理正定府知府。陈氏在涉足仕途的十几载光景里，以张仲景为榜样，究心民瘼，政绩显著，且念念不忘济世救人，亦官亦医。嘉庆二十四年（1819），陈修园因年老告归，时年66岁。归闽后，致力于医学，在福州的嵩山井上草堂，一面讲学，一面伏案著书，孜孜不倦。老骥伏枥，志在千里，终以医名流芳于后世。

陈修园的一生孜孜不倦，从事医学知识普及工作，业经肯定的著作有《南雅堂医书全集》(即《陈修园医书十六种》)。《南雅堂医书全集》是清代优秀中医药丛书之一，包括《灵素节要浅注》《金匮要略浅注》《金匮方歌括》《伤寒论浅注》《长沙方歌括》《医学实在易》《医学从众录》《女科要旨》《神农本草经读》《医学三字经》《时方妙用》《时方歌括》《景岳新方砭》《伤寒真方歌括》《伤寒医诀串解》《十药神书注解》十六种。其内容丰富，包括中医经典著作注解、基础理论、诊断学、方药学以及临床各科治疗学。其文字质朴洗炼，畅达优美，深入浅出，从博返约，切于实用。200 多年来流传广泛，影响深远，是中医自学与教学的重要书籍。

《医学三字经》为中医四小经典之一。由博返约，朗朗上口，易学易记，发后学之蒙，得而会喜曰“医学实在易”。医之为道，至深至浅，至难至易，雅俗共赏，他的著作近 200 年来一直对广大读者拥有惊人的吸引力并受到经久不衰的好评。关于陈氏这些中医普及性读物的作用，国医大师邓铁涛教授曾指出：新中国成立前私立中医学校入学人数不多，可是读陈修园书而当医生的甚多。我国当代的一些著名老中医，有不少就是由读陈修园的书开始学医的。由此可见，陈氏著作的作用与影响是多么深远。

《陈修园医学丛书》具有以下特点：

（1）书目选定严谨：陈修园医著深入浅出，简明实用，故问世后风行海内，翻刻重印不断。书商见陈氏之书如此畅销，便将许多非陈氏所著之书也夹杂其中以牟利，冠名“陈修园医书××种”刊行。当时书坊流行的就有十六种、二十三种、三十二种、四十八种、六十种、七十种、七十二种等。《陈修园医学丛书》选录的十六种，都是经考证甄别，为医学界公认的陈修园医著。其他如《医医偶录》一书，虽《珍本医书集成》和《长乐县志》已作为陈氏之书收录或著录，但《陈修园医学丛书》校注者考其内容与江涵暾之《笔花医镜》大同，故本着“宁缺勿滥”的原则，未予收录。

（2）校勘底本较好：陈修园的医学著述，其刊刻印行的版本之多，在中国医学史上，堪称首屈一指。与以往出版的校点本相比，《陈修园医学丛书》注重对底本的选择。如《医学三字经》所选的清嘉庆九年（1804）南雅堂藏板本，《金匮要略浅注》所选的清道光十年（1830）刻本，《金匮方歌括》所选的清道光十六年（1836）南雅堂藏板本，《女科要旨》所选的清道光二十一年（1841）刻本，《医学实在易》所选的清道光二十四年（1844）刻本，以及《灵素节要浅注》所选的清同治四年（1865）南雅堂刻本，都是陈修园医著中较早和较好的版本。

（3）出注少而精：陈修园医书行文流畅，文字简明，故《陈修园医学丛书》在注释时遵循少而精的原则。如对《伤寒医诀串解》卷三“盖少阳之气游行三焦，因胁下之阻隔，合上节之治节不行”一句中“上节”注为“应是上焦，指肺”；对《时方妙用》卷一“因风以害，即释氏所谓业风一吹金石乌有是也”句中的“业风”注为“佛家语，指不正之风”，皆为简洁明了之注。

在《陈修园医学丛书》出版之际，我们由衷感谢中国中医药出版社为传播中医药优秀著作所作出的不懈努力，期待有更多更好的中医药作品出版，让世界了解中医，国人信仰中医，学子热爱中医。

《陈修园医学丛书》编委会

2016 年 4 月

总 目 录

伤寒真方歌括

清・陈修园　撰

杨家茂　俞宜年　校注

内容提要

《伤寒真方歌括》为陈修园的代表著作之一，约成书于清道光二十一年（1841）。全书共分 6 卷，14 篇，歌括 96 首，全书以六经为纲，每篇先精选《伤寒论》主要条文，对六经含义、辨证和治疗大法作了概括介绍，然后又用按语形式，重申汤方的应用价值。本书阐述汤方，揭其旨要，引申触类，不拘泥于法，而亦不背于法，可作为学习《伤寒论》汤方的重要参考。

校注说明

《伤寒真方歌括》，约成书于清道光二十一年（1841）。全书共分6卷，14篇，歌括96首，以六经为纲，每篇先精选《伤寒论》主要条文，对六经含义、辨证和治疗大法作了概括介绍，然后又用按语形式，重申汤方的应用价值。本书阐述汤方，揭其旨要，引申触类，不拘泥于法，而亦不悖于法，可作为学习《伤寒论》汤方的重要参考。

该书自问世以来，代有翻刻，讹误较多，今取善本校注，具体处理方法如下：

一、本次校注，以清咸丰九年（1859）三山林氏味根斋校刻本为底本，以清光绪十八年（1892）上海图书集成印书局本为主校本。

二、底本中确系明显之错字、俗字，或笔画小误者，均予以径改，不出校记。如系底本错讹脱衍，需辨明者，则据校本改正或增删，并出校注明。

三、底本与校本不一，而文义均通者，不出校，悉从底本；难予以肯定何者为是者，原文不动，出校注明。

四、底本与校本有异，属底本讹误，均予以校补，出注说明。

五、陈氏诠释经典著作，引用原文常系摘引，凡此情况，不增补，不出校；陈氏引录他书文句常有删节，或缩写改动，凡不失原意者，均置之不论，以保持原貌。

六、底本目录与正文内容有异者，互相增补，出校说明。

七、凡属生僻字、词，加注音及注释。

八、凡属通假字，原文不动，首见出注说明。

九、由于版式更改，原方位词，如“左”、“右”等一律改作“下”、“上”，不出注。

十、凡属书名、篇名，一律加书名号，不出注。

十一、原书各卷前有署名“闽长乐陈念祖修园著、冶南林寿萱校”，一并删去，不出注。

序

医至仲景圣矣，六经之理至《伤寒论》尽矣。自宋景濂[①]学士创为非全书之说，而后之注是书者，任意删移，各抒臆说，刀圭家苦无适从。吾闽陈修园前辈，精于医理，尝取仲景《伤寒论》，揭其旨要，分经辨证，各立方例，间有未尽明者，复详注其所以然之妙，末录魏念庭先生跋语以殿之，颜曰《真方歌括》。读者果得其解，是亦卫生[②]之一助也。若夫引伸触类，不泥于法，而亦不背于法，神而明之，则存乎其人矣。

咸丰己未重阳前二日后学林寿萱谨序

---

① 宋景濂：号潜溪，浦江人，明初文学家。他认为《伤寒论》文字错简，流传后代而非全书。

② 卫生：医疗保健之意。

目　　录

卷　一

太阳上篇方法

太阳为寒水之经，主一身肤表。邪之初伤，必自太阳经始。论云：太阳为病，脉浮，头项强痛，恶寒。统伤寒、中风而言也。伤寒，详见中篇。

兹请先别中风之病。论云：太阳病，发热，汗出，恶风，脉浮缓，或见鼻鸣干呕者，为中风病，主以桂枝汤。服汤啜粥，得漐漐微似汗则愈；若服桂枝汤，大汗出不解，所以然者，以风邪得微汗则除，得大汗反不除；病不去，则变浮缓之脉而为洪大，仍用桂枝汤取微似汗则愈；倘若不愈，则病如疟状，日再发，邪浅欲散。宜桂枝二麻黄一汤，撤其余邪，则全愈矣。

前症是汗后余邪未尽，以小剂为缓汗法。此症是过经不解，不可不汗，故制此汤以急汗之；不可大汗，故制小剂以小汗之。人知大剂急汗之法，而不知小剂亦有急汗之法也。

若太阳病，得之八九日，头痛、项强，虽日久而未去，热多寒少，往来如疟而频发，本论云：一日二三度发。是邪浅而欲衰；面上反有热色，身痒，必得稍汗而全愈，宜桂枝麻黄各半汤主之。

桂枝症而兼喘者，宜桂枝加厚朴杏仁汤主之。

若烧针针处核起，因惊而发奔豚者，宜灸其核，以桂枝加桂汤主之。

若奔豚症欲作未作，其悸只在脐下者，宜茯苓桂枝甘草大枣汤主之。

若悸在心下，叉手冒心者，因发汗过多所致，宜桂枝甘草汤主之。

若误汗遂漏不止，恶风，小便难，四肢拘急者，宜桂枝加附子汤主之。

若桂枝症，误下之后胸满者，是阴邪盛于阳位，恐芍药附和阴气，宜桂枝去芍药汤急散之；若兼恶寒者，恐姜、桂力微，宜桂枝去芍药加附子汤以温散之。

若汗后阳虚，阴气凝聚身痛者，以桂枝新加汤行其阳气。

又有太阳传入本腑症，发热六七日不解，烦渴饮水，水入即吐，小便不利者，宜五苓散表里两解之。

又有太阳里症，而表邪俱在，下后，心下满，小便不利者，宜桂枝去桂加茯苓白术汤，利水则表邪自化。

此皆太阳症虚邪之方法也。

桂枝汤

发热自汗是伤风，
桂草生姜芍枣逢；
头痛项强浮缓脉，
必须稀粥合成功。

芍药　桂枝　生姜各三钱　炙草三钱　大枣四枚

水煎温服，须臾啜稀粥，温覆取微似汗。

此方最切于时用。中风汗自出者用之；服麻黄汤复烦者用之；下后脉仍浮者用之；气冲利不止者用之；阴症脉浮为欲愈亦用之。

桂、草辛甘化阳，助太阳融会肌气；芍、草苦甘养阴，启少阴奠安营血；姜佐桂枝行阳，枣佐芍药行阴。此方本不发汗，藉热粥之力，充胃气以达于肺，令风邪从皮毛而解，不伤气血，为诸方之冠。

时医以桂枝汤、麻黄汤，地非北方，时非冬月，戒不敢用；以羌、独、苍、芎、荆、防代之。而不知此等药更燥烈害人也。桂枝汤以桂枝为君，色赤入心生血，得芍药之苦以和之，为阴阳调和之剂。麻黄汤以麻黄为君，此物轻清走表，绝无辛烈之味，悍浊之气；又佐以桂枝入心化液，杏仁入肺降气，甘草安内攘外，不加姜之上行，枣之留中，径走肌表，不伤津液。观苍、芎、羌、独之类，孰和平？孰峻烈耶？

桂枝二麻黄一汤

汗出不彻邪还袭，
如疟频来时翕翕；
桂枝汤二一麻黄，
表后脉洪藉此辑。

桂枝一钱三分　芍药　生姜各一钱　炙草七分　麻黄七分　杏仁十六个　大枣一枚

先煮麻黄去沫，后入诸药，温服。

此是麻黄症，只用桂枝汤，汗不彻之故；故又作此汤再解其肌，微解其表。此又桂枝后，更用麻黄法也。

按：柯韵伯云：麻黄汤、桂枝汤两方，各煎听用。如各半汤，则各取其半而合服之。此汤则桂枝汤二分、麻黄汤一分合而服之。犹水陆之师，各有节制，两军相为表里，异道夹攻之义也。后人等其分两，合为一方，与葛根、青龙辈何异？

桂枝麻黄各半汤

面热身痒感虽轻，
小汗轻施顾卫营；
麻杏桂姜芍枣草，
减之各半定方名。

桂枝一钱二分　芍药　生姜　炙草　麻黄各八分　杏仁七枚　大枣二枚半

先煎麻黄去沫，入诸药煎，温服。

此方原小剂，治欲退之余邪，《活人》[1]借用之以代解肌诸方。

桂枝加厚朴杏仁汤

桂枝厚朴杏仁汤，
诸喘皆须疏利方；
误下喘成还用此，
去邪下气本相当。

即桂枝汤加厚朴炙一钱五分、杏仁十四枚。

论云：喘家作，桂枝汤加厚朴、杏仁主之，言本然之喘也。又云：太阳症下之微喘者，表未解也，此汤主之，言误下之喘也。

桂枝加附子汤　照桂枝汤加附子一钱。

桂枝加桂汤　照桂枝汤加桂三钱。

太阳误下遂拘急，
汤本桂枝加附入；
更有核[2]起作奔豚，
桂枝加桂汤宜察。

名遂漏症，乃汗多脱液，阳虚之候。此方固阳即

① 《活人》：指《南阳活人书》。
② 核：原作"枝"，据上海图书集成本改。

所以止汗，止汗即所以救液。

此桂枝加附子汤歌也。

又加桂枝者，取味重则能达下，此桂枝加桂汤歌也。

茯苓桂枝甘草大枣汤

欲作奔豚脐下悸，
八钱茯苓桂枝四；
二甘四枣水甘澜，
直伐肾邪安内志。

茯苓八钱　桂枝四钱　甘草二钱　大枣四枚

取水扬三五百遍，名甘澜水。用甘澜水三杯，先煎茯苓至二杯，入诸药煎七分，温服。

此方安肾以镇水，使水不凌心；补脾以制水，使水不泛滥。

桂枝甘草汤

叉手冒心因过汗，
心下悸动欲得按；
桂枝炙草合辛甘，
敛液安心固汗漫。

桂枝四钱　炙草二钱　水煎服。

辛从甘化，阳中有阴，故能补阳以止汗，生心液而定悸。

桂枝去芍药汤

即桂枝汤去芍药。

误下后胸满，是阴邪盛于阳位，用此汤急散之。不用芍药者，恐其寒性下行，领阴邪入于腹中，而为腹满等症也。

桂枝去芍药加附子汤

桂枝去芍因胸满，
脉促令平舒上脘；
若稍恶寒阳内弱，
速加附子不容缓。

即前方加附子一钱。

恶寒为阴气凝聚，恐姜、桂力薄，故加附子。

按：此即下篇桂枝附子汤方也，但分两不同，主治遂别，而方名亦因以异耳。

按：喻嘉言谓：阳邪盛于阳位，故胸满脉促。不知阳邪胸满，多兼喘、汗等症已有葛根黄芩黄连汤法。今但云胸满，是阴气凝聚，减去芍药，意在急散；若微恶寒者，又加附子，以助姜、桂之力，其汲汲于扶阳可见。若果阳盛，则桂枝不堪入咽，况更加助阳之附子乎？即云脉促为阳，不知阳盛于上则促，阴盛于内逼阳于外亦促也。或问：桂枝人参汤症，与此曷别？曰风为阳邪，邪伤于外，不晓解散而数下之，则病之热邪尽陷于下焦，药之寒性反留于心下。热陷下焦，斯为协热之利不止；寒留心下，期为阴盛之心下痞。故以理中汤理其中气，以升阳降阴。如兵法击其中而首尾应也。若此症中、下二焦无病，只宜上焦之阳，则拨云见日，不必多所审顾也。

桂枝加芍药生姜人参新加汤

汗余身痛脉沉迟，
痛本阴凝气不支；
姜芍人参三味入，
桂枝汤旧化新奇。

桂枝　人参各三钱　芍药　生姜各四钱　炙草二钱　大枣三枚

水二杯半，煎八分，温服。余同桂枝汤法。

沉、迟，阴脉也。阴凝则痛，藉人参以助姜、桂、芍之力，俾通而不痛也。喻嘉言谓为余邪未尽，盖未尝于“脉沉迟”三字谛审耳。

五苓散

不解而烦热且渴，
泽苓桂术猪苓末；
积水留垢藉此行，
方曰五苓表里夺。

泽泻一两六铢　猪苓　茯苓　白术各十八铢　桂枝

半两

共为末。

本方重在内烦外热，用桂枝小发汗以解表，不是助四苓以利水；其用四苓，是行其积水留垢，不是疏通水道。以白饮和服方寸匕，今用三钱，日三服，多饮暖水，汗出愈。多饮暖水，使水精四布，上滋心肺，外达皮毛，溱溱汗出，表里之烦热两除矣。白饮和服，即啜粥之微义也。

按：此汤与桂枝去桂加茯苓白术汤及猪苓汤，细细分别，方知仲景用药之妙。桂枝色赤入丙，四苓色白归辛，丙辛合为水运，用之为散，散于胸中，必先上焦如雾，然后下焦如渎，何有烦渴、癃闭之患哉？

桂枝去桂加茯苓白术汤

桂枝服后或又下，
心满发热强痛怕；
甘苓白术枣芍姜，
表里邪除小便化。

茯苓　白芍　生姜　白术各三钱　大枣三枚　炙草二钱

水煎温服，小便利则愈。

此治太阳里症，俾膀胱水利而表里之邪悉除。五苓散末云：多服暖水，出汗愈。意重在发汗，故用桂枝。此方末云：小便利则愈。意重在利水，故去桂枝。

但既去桂枝，仍以桂枝名汤者，以头痛、发热，桂枝症仍在。但不在太阳之经，而在太阳之腑。因变其解肌之法而为利水；水利则满减热除，而头项强痛亦愈矣。仲景因心下满加白术，今人谓[①]白术壅满，大悖圣训矣。

太阳中篇方法

证同上篇，唯身重[②]骨节疼痛，恶寒，无汗而喘，脉阴阳俱紧，名曰伤寒，宜麻黄汤以汗之。

若无汗而烦躁，脉浮紧，宜大青龙汤以凉散之；若有汗，必不可用；若脉沉，是少阴症，更忌此汤。

若烦躁而咳嗽，咳逆而小便不利，是挟水气，宜小青龙汤以发汗利水。

若证同伤寒，初起便不恶寒，但恶热大渴，是温热病，宜麻杏石甘汤以凉散之。

若麻黄汤症悉具，而尺脉弱者，不可遽汗，宜先补而后汗之。

若脉沉弱，不可发汗，热多寒少，宜桂枝二越婢一汤以小汗之。

若无汗而瘀热发黄，宜麻黄连翘赤小豆汤发越以疏利之。

① 谓：原作“以”，据上海图书集成局本改。
② 重：原作“福”，据上海图书集成局本改。

若太阳病不解，热结膀胱，其人如狂，名曰入本腑症。既经外解，而小腹急结者，宜桃仁承气汤攻之。其人发狂，小便自利，小腹便[①]满，大便黑，宜抵当汤或丸峻攻之。

此太阳实邪之方法。

麻黄汤

太阳脉紧喘无汗，
身痛腰疼必恶寒；
麻桂为君甘杏佐，
邪从汗散一时安。

麻黄三钱　桂枝二钱　炙草一钱　杏仁二十三枚

水二杯半，先煎麻黄至杯半，去沫，入诸药同煎至八分，温服，覆取微似汗，不须啜粥。

《内经》云：寒淫于内，治以甘热，佐以辛苦。此方得之。

大青龙汤

浮紧恶寒兼发热，
身疼烦躁汗难彻；
麻黄桂杏甘枣姜，
石膏助势青龙飏。

① 便：疑作“硬”。

麻黄六钱　桂枝　炙草各二钱　杏仁十三枚　生姜三钱　大枣四枚　石膏四钱

先煎麻黄去沫，后入诸药煎，温服，取微似汗。汗多者，以温粉扑之。

柯韵伯云：治症同麻黄汤，但有喘与烦躁之别。喘是寒郁其气，升降不得自如，故多用杏仁之苦以降气；烦躁是热伤其气，无津不能作汗，故特加石膏之甘以生液；然又恐沉寒太甚，内烦既除，外寒不解，变为寒中，协热下利，故倍麻黄以散表，又倍甘草以和中，更用姜、枣以调和营卫，一汗而表里双解，风热是除。此方不可轻用，误用大汗亡阳，以真武汤救之。温粉即白术、藁本、川芎、白芷为末，米粉和扑之。

小青龙汤

素常有饮外邪凑，
麻桂细辛姜夏佑；
五味收金甘芍和，
青龙小用翻江走。

麻黄　芍药　干姜　炙草　桂枝各二钱　半夏一钱五分　五味　细辛各一钱

先煮麻黄去沫，后入诸药煎服。

此方不大汗而长于利水，如山泽小龙，不能奋髯登天，只乘雷雨而直奔沧海也。

加减法：若微利者，去麻黄，加荛花（今以茯苓代之，更稳）；若渴者，去半夏，加瓜蒌根二钱；若噎者，去麻黄，加炮附子一钱（噎，即呃也）；若小便不利，小腹满，加茯苓三钱；喘者，去麻黄，加杏仁十三枚。

麻黄杏仁甘草石膏汤

麻黄杏仁石膏草，
外散内凉喘汗好；
从来温病有良方，
宜向风寒外搜讨。

麻黄四钱　杏仁十六枚　炙草二钱　石膏八钱

先煮麻黄，去沫，后入诸药煎，温服。

此方治温病。

小建中汤

二三日内烦而悸，
尺迟营虚又须记；
桂枝倍芍加饴糖，
汤名建中温补治。

即桂枝汤倍芍药，入饴糖烊服。呕者不可用，以甜故也。

此阴阳平补之神方。

桂枝二越婢一汤

热多寒少脉微弱，
多治热兮寒治略；
芍桂麻膏甘枣姜，
桂枝越婢善裁度。

桂枝　白芍　麻黄　生姜　炙草各一钱七分　石膏二钱　大枣二枚

水先煮麻黄，去沫，内诸药同煎，温服。

按：既用麻黄，又云不可发汗。示不可大发其汗，比上小发汗之方更轻。

麻黄连翘赤小豆汤

瘀热在里黄遂发，
渗泄之中兼疏越；
麻翘甘豆杏梓皮，
更加姜枣莫恍惚。

麻黄　连翘　生姜　炙草各二钱　赤小豆三钱　大枣三枚　生梓白皮二钱，如无，以茵陈代之

以潦水二杯半，先煮麻黄至二杯，去渣，入诸药，煎八分，温服。潦水，无根水也。

桃仁承气汤

寒本伤营多蓄血，
桃仁承气涤邪热；

硝黄甘草桂枝宜，
谵语如狂斯切切。

桃仁十六粒，去皮尖　大黄四钱　甘草　桂枝各二钱

水煎去渣，入芒硝二钱，煎微沸，温服。

桃仁直达血所，桂枝分解外邪，即抵当症之轻者。

抵当丸

水蛭熬　虻虫去翅足，各七个　大黄三钱，酒洗　桃仁十二枚去皮尖

研末为丸，水一杯煎取七分服。

晬时当下血，不下血再服。《活人》云：水蛭必用石灰炒过再熬，方不害人。

抵当汤

脉见沉微证发狂，
热瘀小腹硬而膨；
抵当两剂分平峻，
虻蛭桃仁共大黄。

水蛭　虻虫各十二个　大黄三钱　桃仁七个

熬制照上方。水一杯半煮七分，温服，不下再服。

抵者，抵其巢穴也；当者，当其重任也。蛭者，水虫之善饮血也；虻者，陆虫之善饮血也。水陆并攻，同气相求，更佐桃仁之推陈致新，大黄之涤荡热邪，故名抵当也。

太阳下篇方法

此篇专论兼证，辨同中之异。

论云：伤寒八九日，风湿相搏，身体痛，不能转侧，宜桂枝附子汤。若其人大便硬，小便自利者，去桂加术主之。

若烦疼深入骨节之间，四肢掣痛，近之则痛剧，汗出气短，小便不利，恶风不欲去衣，身或微肿者，宜甘草附子汤温通散湿。

若桂枝症悉具，惟小便数，脚挛急迴殊，反与桂枝汤攻表，得之便厥，咽中干，烦躁，吐逆，作甘草干姜汤与之，以复其阳。

若厥愈足温者，更作芍药甘草汤主之，其脚即伸。

谵语者，与调胃承气汤，微和其胃气。

若重发汗复加烧针者，四逆汤主之，以四逆中姜、附回阳，重用甘草以生血故也。

桂枝附子汤

此风胜于湿之主方。

桂枝四钱　附子　生姜各三钱　炙草二钱　大枣三枚

水煎服。虚弱家及产妇，附子只用一钱五分至二钱。

桂枝附子去桂加白术汤

桂枝附子姜甘枣，
身体疼痛风湿扫；
小便自利大便坚，
去桂加术润枯槁。

此湿胜风之主方。即前方去桂枝，加白术四钱。初服，其人身如痹，半日许服之三服尽，其人如冒状，勿怪。此以术、附并走皮肉中，逐水气，未得除故使之耳。法当加桂枝四钱。《活人》续云：其大便硬，小便自利，故不加桂也。

论云：伤寒八九日，风湿相搏，身体疼痛，不能自转侧，不呕不渴，脉浮虚而涩者，与桂枝附子汤主之。

若其人大便硬，小便自利者，去桂加白术汤主之。

风者，天之阳邪也，故以桂枝化风为主；湿者，地之阴邪也，故以白术燥湿为主。

此即桂枝去芍药加附子汤也。但彼方只用桂枝三钱，附子一钱，以治下后脉促胸满之症；此方桂枝又加一钱，附子又加二钱，以治风湿身疼脉浮而涩之症。一方而治病迥殊，方名亦异，只以分两多少为分别。后人何得以古方而轻为加减也。

甘草附子汤

桂枝甘草化表风，
附子白术驱里湿；
甘草冠此三味前，
义取缓行勿迫急。

甘草炙　附子炮　白术各二钱　桂枝四钱

水二杯煎一杯温服，得微汗则解。若大汗出，风去而湿仍在，病反不除，可知病深关节，义在缓行而徐解之。仲景不独审病有法，处方有法，即方名中药品之先后亦寓以法。所以读书，当于无字处着神也。

甘草干姜汤

炙甘草四钱　干姜二钱

水煎服。

芍药甘草汤

吐逆烦躁又咽干，
甘草干姜服即安；
厥愈足温挛仍旧，
更行芍草一方餐。

芍药　炙草各四钱

水煎服。

上二句甘草干姜汤，辛、甘以复其阳，则厥愈足温；下二句芍药甘草汤，苦、甘以复其阳，则挛急愈而脚伸矣。

调胃承气汤

见阳明。

四逆汤

见少阴。

太阳救误变症方法

太阳症，脉弱有汗，及少阴症误服大青龙汤，筋惕肉瞤，汗出亡阳者，用真武汤以救之。

吐、下后，气冲而眩，或大汗后，身振振者，宜茯苓桂枝白术甘草汤。

服发汗药，汗出而渴者，五苓散主之；汗出而不渴者，茯苓甘草汤主之。

发汗后，反恶寒，因汗多而亡阳也，恶寒而厥，宜四逆汤；恶寒而不厥，宜芍药甘草附子汤。

若阳盛于内，误服桂枝汤，汗出而烦甚者，宜白虎加人参汤。

伤寒脉浮，以火迫劫，亡阳惊狂，宜桂枝去芍药加蜀漆龙骨牡蛎汤。

火逆下之，因烧针烦躁，宜桂枝甘草龙骨牡蛎汤。

太阳外证未除而数下之，遂协热而利，利不止，心下痞硬，表里不解，宜桂枝人参汤。

又有阳气太重，虽服表药，不能作汗，宜少与调胃承气下之，则汗出而解矣。本论云：伤寒不大便六七日，头痛有热者，宜调胃承气汤是也。

太阳误下，而伤其上焦之阳。阳气既伤，则风寒之邪乘虚而入，上结于胸而硬痛。不按而自痛者，宜大陷胸汤；按之始痛者，宜小陷胸汤。

有表邪未解而未尽之邪则为水饮，心下痞硬满，引胁下痛，干呕气短，汗出不恶寒者，以十枣汤主之。

又有误用冷水潠灌，以致肉上粟起，意欲饮水，反不渴者，宜文蛤散。

寒实结胸，宜三物白散。

结胸者，结于胸前也。痞者，心下满塞不舒也。阳症心下痞，余处无汗，惟心下有汗，按之沾濡于手，脉关上浮者，以大黄黄连泻心汤主之。

若恶寒已罢，因痞而复恶寒，初无汗出，因痞而反汗出，是寒热相搏而成痞，以附子泻心汤主之。如汗虽出，而水气未散，以致心下痞硬，干噫食臭，胁下有水气，腹中雷鸣下利者，以生姜泻心汤主之。

又有脏结症，本论云：如结胸状，饮食如故，时时下利，寸脉浮，关小细沉紧，名曰“脏结”。舌上白胎滑者，难治。此以小细沉紧，知阴寒之甚也。见之关部者，以关部居上、下二焦之界，下为“脏结”，上似"结胸"，其脉独困于中也。舌上白胎滑者，非丹田有热，是寒水之气浸浸乎透入心阳矣。魏念庭云：人知仲师辨结胸非脏结为论，不知仲师言外之意，正谓脏结与痞相类，而与结胸实不同。盖结胸者，阳邪也；痞与脏结，阴邪也；痞则尚有阳浮于上，脏结则上下俱无阳矣。是皆误吐、误下、误汗之流毒也。仲师无方法，大抵以四逆汤治之。如客邪不散，可用桂枝汤，然客邪岂能自散？则亦内阳生，而逐之使散矣。

又有发汗之后，虚邪入腹作胀者，以厚朴生姜半夏人参汤主之。

又有下利后，心下痞，服泻心汤已，复以他药下之，利不止，医以理中与之，利益甚，赤石脂禹余粮汤主之。复利不止者，当利小便。

伤寒汗、吐、下后，心下痞硬，噫气不除者，旋覆代赭石汤主之。

此太阳救误及变症方法也。调胃承气汤以前是救误，调胃承气汤以下是变症。

真武汤

见少阴。

茯苓桂枝白术甘草汤

吐下气冲眩阵阵，

沉紧脉候也发汗身振振摇动也；

症类真武更轻些，
苓桂术甘汤急进。

茯苓四钱　桂枝　白术　炙草各二钱

水煎服。

术、草和胃脾以运津液，苓、桂利膀胱以布气化。

五苓散

见太阳上篇。

茯苓甘草汤

甘草茯苓姜桂枝，
悸而汗出两般施；
五苓症渴　五苓散症口必渴，
兹无渴者　辨症分明用勿疑。

茯苓　桂枝　炙草各二钱　生姜三钱

水煎服。

徐灵胎云：此方治发汗后汗出不止，则亡阳在即，当与真武汤；其稍轻者，当与茯苓桂枝白术甘草汤；更轻者，则与此汤。何以知之？以三方同用茯苓知之。盖汗大泄，必引肾水上泛，非茯苓不能镇之，故真武则佐以回阳附子，此方则佐以桂枝、甘草敛汗，而茯苓皆以为主药，此方之义不了然乎？

四逆汤

见少阴。

芍药甘草附子汤

阳气素虚宜建中，
遽行发汗恶寒冲；
回阳附子补阴芍，
甘草和谐营卫通。

芍药　炙草各三钱　附子二钱

水煎服。

未发汗而发热恶寒，宜汗之。既汗而表症仍在者，宜再汗之。今发汗后反恶寒，此因汗而亡阳恶寒也。然亡气中之阳，用四逆汤；亡血中之阳，用此汤。恶寒而厥，宜四逆汤；恶寒而不厥，宜此汤。

白虎汤

石膏八钱　知母三钱　炙草一钱　粳米四钱

水二杯，煮米熟汤成，大约一杯，温服。

白虎加人参汤

即前方加人参一钱五分。

白虎知甘米石膏，
阳明大热汗滔滔；自汗则热甚于经，非石膏不治。

加参补气生津液，
热逼亡阳此最高。

误服桂枝汤，汗亡不止，大烦渴，脉洪者，以此救之。

徐灵胎云：亡阳之症有二：下焦之阳虚，飞越于外而欲上泄，则用参、附等药以回之；中焦之阳盛，涌奔于外而欲汗泄，则用石膏以降之。同一亡阳，而治法迥殊，宜细审之，否则死生立判。

桂枝去芍药加蜀漆牡蛎龙骨救逆汤

火劫惊狂卧不安，
亡阳散乱浮脉看；
牡龙蜀漆生姜入，
桂草相和救逆丹。

即桂枝汤去芍药，加蜀漆一钱，牡蛎四钱，龙骨三钱。先煮蜀漆，后入诸药，煮，温服。

此与少阴汗出之亡阳迥别。盖少阴之亡阳，亡其肾中之阳，故以真武、四逆辈以回之。今乃以火逼汗，亡其心中之阳，故以安神之品以镇之。又与阳盛误服桂枝汤之亡阳大异。阳明火盛，一乘桂枝之热，迅奔于外，大汗不止，是亡其胃中之阳，故以石膏以滋之。

桂枝甘草龙骨牡蛎汤

桂枝主外龙牡内，桂枝散内入之火，使出

于外；龙牡返浮越之神，使其守中。

炙草调和内外配；
火逆下之本不堪，
烧针烦躁更堪耐。

桂枝一钱　炙草二钱　牡蛎　龙骨各三钱

水煎服。

龙、牡重滞之质，得桂枝而始神其用。

桂枝人参汤

外证未除数下之，
理中汤内桂枝施；
误攻致利兼心痞，
补散合用内托奇。

桂枝　炙草各二钱　白术　人参　干姜各一钱五分

水二杯半，先煮四味，取一杯半，去渣，入桂枝，煮八分服。

桂枝独后煮，欲其于治里药中越出于表，以散其邪也。

调胃承气汤

见阳明。

大陷胸汤

短气躁烦邪上结，

大黄甘遂芒硝泄；
阳明下早陷胸中，
荡涤苦寒内除热。

大黄二钱　芒硝一钱　甘遂末三分

水一杯，先煮大黄至六分，去渣，入芒硝煮一二沸，内甘遂末，服。得快利，勿再服。

与承气汤有上下之殊。

大陷胸丸

陷邪迫处于心胸，
俯则难宽势欲昂；
葶苈大黄硝杏合，
别寻蜜遂煮丸攻。

大黄四钱　葶苈子熬　芒硝　杏仁各一钱五分

捣为丸，如弹子大，每用一丸。入甘遂末三分，白蜜半匙，水一杯，煮半杯，温服，一宿乃下；如不下，更服，以下为度。

小陷胸汤

不按自痛大结胸，
小结脉浮按始痛；
黄连半夏瓜蒌仁，
痰沸驱除膈内空。

黄连一钱　半夏二钱　瓜蒌实三钱

水二杯，先煮瓜蒌实至一杯余，入二味再煮，至七分服，微下黄涎，止后服。

大承气所下者燥屎，大陷胸所下者蓄水，此方所下者黄涎。涎者，轻于蓄水，而未成水也。审病之精，用药之切如此。

十枣汤

胸胁满痛徒干呕，
水饮结搏成巨薮；
甘遂芫花大戟末，
十枣汤调涎痰否。

芫花熬　甘遂　大戟各等分

异筛秤末，合和之。水二杯，先煮大枣十枚，至七分，去渣滓，内药末。强人服八九分，羸人服五六分，平旦温服；若下少，病不除，明日更服，加三分，利后，糜粥自养。峻药不可轻用。

文蛤散

即文蛤一味为散，以沸汤和服二钱。

此方取其生于海中，壳能软坚，利皮肤之水；肉能滋阴，止胸中之烦。不过指示其意，非治病之方也。《金匮》有文蛤汤，方用文蛤、麻黄、石膏、杏仁、甘草、生姜、大枣七味。柯韵伯采补，确有意义。

文蛤散原只一味，
变散为汤七物汇；
麻杏甘石姜枣加，
《金匮》采来诚足贵。

三物白散

方名白散用三奇，
桔梗相兼贝母宜；
巴豆熬成白饮下，
胸前寒实一时离。

桔梗　贝母各四钱二分　巴豆一钱二分，去心，熬黑

余各为末，以白饮和服八分，羸者减之。病在膈上必吐，病在膈下必利。不利，进热粥一杯；利不止，进冷粥一杯。

大黄黄连泻心汤

汗下倒施邪遂痞，
黄连加入大黄里；
取汁只用麻沸汤，
气味轻清存妙理。

大黄二钱　黄连一钱

以麻沸汤渍之，须臾，绞汁去渣，温服。

此方治虚痞，每令人疑。曰：仲景使人疑处，正是妙处。以麻沸汤渍取汁去滓，仅得其无形之气，不

重其有形之味，是取其气味相薄，不大泻下。虽曰攻痞，而攻之之妙义无穷也。

附子泻心汤

气痞恶寒兼汗出，
三黄加入附子吉；
回阳泻痞不相妨，
始识长沙法度密。

大黄二钱，酒浸　黄连　黄芩俱炒各一钱　附子一钱，另煮取汁

以麻沸汤渍三黄，须臾，去滓取汁，内附子汁，合和温服。

此法更精。附子用煎，三味用泡，扶阳欲其熟而性重，开痞欲其生而性轻也。

生姜泻心汤

腹内雷鸣心下痞，
生姜芩半干姜美；
黄连甘草枣同煎，
辅正人参功莫比。

生姜二钱　炙草　人参　黄芩各一钱五分　半夏一钱　大枣二枚　干姜　黄连各五分

水煎服。

按：柯韵伯云：治痞不外泻心汤。正气夺则为虚

痞，在太阳以生姜为君者，以汗虽出而水气犹未散，故微寓解肌之意也；在阳明以甘草为君者，以妄下胃虚致痞，故倍甘草以建中，而缓客邪之上逆也；在少阳以半夏为君者，以半夏最能升清降浊，变柴胡半表之治，推少阳半里之意。邪气盛则为实痞，阳明心下痞，余处无汗，惟心下有汗，按之沾濡于手，脉关上浮者，以大黄黄连泻心汤主之；若恶寒已罢，因痞而复恶寒，初无汗出，因痞而反汗出，是寒热相搏而成痞，以附子泻心汤主之。

厚朴生姜半夏甘草人参汤

发汗之后实邪戢，
腹犹胀满虚邪入；
厚朴生姜草夏参，
除胀补虚各安辑。

厚朴　生姜各四钱　炙草二钱　半夏一钱五分　人参五分

水煎服。

汗后邪气已去，而犹胀满者，乃虚邪入腹，故以厚朴除满，余药补虚助胃。

赤石脂禹余粮汤

利在下焦防滑脱，
余粮石脂两相遏；

理中未效此方奇，
未止还从小便达。

赤石脂　禹余粮各二两六钱

水三杯半，煎一杯服，日二服。

此利在下焦，非理中汤所能治。二石皆土之精所结，治下焦之标，实以培中宫之本也。要知此症，土虚而火不虚，故不宜温补。若温甚而虚不甚者，宜从小便利之。凡草药皆禀乙木之气，土虚之甚者畏之。此方以土补土，得同气相求之义，又有炉底补塞之功。

旋覆代赭石汤

旋覆代赭汤甘草，
半夏人参姜与枣；
心胸痞满噫不除，
借用膈噎亦能好。

旋覆花一钱五分　人参一钱　生姜二钱五分　半夏一钱　炙草一钱五分　代赭石五钱　大枣二枚

水煎服，日三服。

此治大邪解后而心下痞硬之方，其不用泻心者，以心下无寒热之互结，故不用芩、连、干姜之辛苦，只用咸降之旋覆，佐诸药以补虚，散痞下逆，期于中病而止也。

卷　二

阳明上篇方法

邪初传阳明，兼见头痛恶寒，是太阳表症未罢，自汗脉缓，宜桂枝汤。项背几几者，几，音姝。几几者，鸟飞羽短伸头之貌。项背与颈几几不舒之甚。以阳明主宗筋，筋强硬短缩之象也。桂枝加葛根汤主之；无汗脉浮，宜麻黄汤；项背几几者，葛根汤主之，或兼见下利；若不下利而呕，宜葛根加半夏汤主之；若误下，脉促，利不止，喘而汗出，宜葛根芩连汤主之。

有阳明中风，兼见寒热往来，脉弦大，胸满，及面目悉黄，小便难，潮热，时哕，与小柴胡汤；如脉双弦，心下硬，与大柴胡汤。

如太阳之邪已罢，悉传阳明，虚烦虚热，咽干口燥，舌上白胎，腹满烦躁，懊侬不得安卧，以栀子豉等汤吐之，急除胃外之热，不使胃家之实，此以吐法为阳明解表之法也。

如邪传阳明如前，而大渴，大热，大汗，脉洪而长，为阳明经之本症，以白虎汤、白虎加人参汤主之。阳明症烦热不卧，小便不利，宜猪苓汤主之。若出汗过多，小便不利者，不可用。此阳明病在经之方法也。

桂枝加葛根汤

太阳合病项几几，
汗出伤风桂葛茹；
姜枣芍草不啜粥，
阳明才见即攻驱。

葛根四钱　桂枝　芍药　生姜各二钱　炙草一钱五分　大枣三枚

先煎葛根去沫后，入诸药，同煎服，覆微似汗，不须啜粥。

按：此即桂枝症渐深，将及阳明，故加葛根以断其前路，仍用桂枝以截其后路。《尚书》云：去疾莫如尽。此方得之。

葛根汤

太阳项背病几几，
桂葛麻黄因汗无；
炙草枣姜监制用，
阳明合病亦何虞？

葛根四钱　麻黄三钱　芍药二钱　生姜二钱　炙草桂枝各二钱　大枣四枚

先煮麻黄、葛根，去沫，入诸药煎服，不须啜粥。

此太阳将入阳明，若下利则为太阳与阳明合病。

盖以风邪入胃，主下利也。桂枝葛根汤治将入阳明之有汗，此治将入阳明之无汗。

葛根加半夏汤

合病应利不下利，
验之于呕还分类；
葛根汤内半夏加，
开阖失机升降治。

即前方加半夏二钱。

葛根汤，升剂也。半夏、芍药，降剂也。太阳、阳明两经皆病，开阖失机，故以升降法治之。

葛根黄芩黄连汤

误下脉促利不止，
外邪内陷热传里；
葛根甘草并芩连，
提出太阳喘汗已。

葛根四钱　炙草　黄芩各一钱　黄连一钱五分

先煮葛根去沫，后入诸药同煎服。

小柴胡汤

大柴胡汤

俱见少阳

栀子豉汤

治后汗、吐、下之后。虚烦不得眠，虚为正气虚，烦为邪气扰，异于建中症无热之虚烦。

懊侬心不得安。反覆身不得宁。实堪怜；

山栀香豉煎温服，

胸腹余邪一切蠲。

栀子五七枚　香豉四钱

先煮栀子，后入香豉，煮服，得吐，止后服。

栀子苦能涌泄，寒能胜热。栀象心而入心，豆象肾而入肾。烦躁不宁，是心肾之病，故以苦寒之栀子，得豆豉之腐气作吐。凡一切烦躁懊侬之结于心腹者，一吐而俱解矣。

栀子甘草豉汤

即栀豉汤加炙草二钱。煎服法同上。

栀子生姜豉汤

即栀豉汤加生姜五钱。煎服法同上。

无物为呕，有物为吐。欲止其呕，反令其吐，吐之而呕反止，真匪夷所思也。

外邪内陷热伤风，
栀豉汤加甘草二；
呕逆去草用生姜，
姜能散逆精神粹。

栀子厚朴枳实汤

腹满心烦卧不安，
正虚邪炽上中抟；
苦寒栀子快胸膈，
枳实能消厚朴宽。

厚朴姜汁炙，四钱　枳实二钱　栀子五六枚

水煎服。

栀子干姜汤

误下阴阳两受伤，
干姜栀子合成汤；
苦能泄热解烦满，
辛以驱寒并复阳。

栀子五枚　干姜二钱五分

水煎服。得吐，止后服。

栀子柏皮汤

身黄栀子柏皮汤，
苦藉甘和甘草良；
热达肤间势外出，
散邪渗湿两无妨。

栀子六七枚　柏皮二钱　甘草一钱

水煎服。

附：栀子汤解

按柯韵伯云：阳明表症，不特发热恶寒，目痛鼻干等症，一切虚烦，咽干口燥，舌胎腹满，烦躁懊侬不得卧，凡在胃之外者，悉是阳明表症。仲景制汗剂，是开太阳表症之出路；制栀豉汤吐剂，是引阳明表邪之出路，但使心腹之浊邪上出于口，一吐而心腹得舒，表里之烦热悉除矣。热伤气者，少加甘草以益气；虚热相搏者多呕，加生姜以散邪。若下后而心腹满，起卧不安，是热已入胃，便不当吐，故去香豉，加枳、朴以泄满，合栀子两解心腹之妙，又小承气之轻剂也。若以丸药下之，身热不去，知表未解也；心下结痛，知寒留于中也。故任栀子之苦以除热，倍干姜之辛以逐寒，然非吐不能达表，故用此以探吐之。此又寒热并用，为和中解表之剂矣。内外热炽，肌肉发黄，必须苦甘之剂以调之。柏皮、甘草，色黄而润，助栀子以除内烦外热。形色之病，仍假形色以通之。此皆用栀豉加减以御阳明表症之变幻也。韵伯此论，诚千古之特见，学者宜熟读之。

白虎汤

白虎加人参汤

俱见上太阳救误篇。

猪苓汤

少阴不眠烦呕逆，
阳明热渴欲饮水。小便赤；
利水药中寓育阴，
阿胶猪茯泽滑石。

猪苓去皮　茯苓　泽泻　滑石　阿胶各一钱

水二杯，煎一杯，去滓，入胶烊化，温服。

此与五苓散有天渊之别。彼治太阳入本。太阳同寒水，故以桂温之；此治阳明、少阴结热，二经两关津液，故以甘凉之药滋之。二症若汗多胃燥，即此方亦不可与，恐利水伤其津液也。

阳明中篇方法

有太阳阳明，因汗、吐、下、利小便，亡津液，胃中干燥，太阳之邪，乘胃燥而转属阳明，致小便数，大便硬，论谓为“脾约”，以麻仁丸主之。

有少阳阳明，病已到少阳，法当和解，而反发汗、利小便，亡其津液，胃中燥热，转属阳明，以致大便燥结，论谓“大便难”，以蜜煎、猪胆汁导之。

有太阳阳明，阳气素盛，或有宿食，太阳之邪，一传阳明，遂入胃腑，致大便不通，论谓“实”，以三承气汤随轻、重下之。此阳明病在腑之方法也。

麻仁丸

素常脾约感风寒，
须用麻仁润下丸；
杏芍大黄兼枳朴，
脾阴得润胃肠宽。

麻仁二两　芍药　枳实各五钱　大黄　厚朴　杏仁各一两

炼蜜丸如梧桐子大，饮服十丸，渐加，以知为度。

脾燥宜用缓法以遂脾欲，非比胃实当急下也。

蜜煎导方

蜜一杯于铜器内，微火煎，凝如饴状，取纸作挺子，以线扎之，外以蜜厚包之，如指许长二寸，微热，内谷道中，以手急抱，欲大便时乃去。时法，蘸些皂角末。

猪胆汁方

猪胆一枚，和醋少许，以竹管灌入谷道中，如一食顷，当大便，出宿食恶物，甚效。

津液内涸不宜攻，
须得欲便以法通；
蜜主润肠胆泄热，
两方引导有神功。

大承气汤

大黄酒洗，二钱　厚朴四钱　枳实二钱五分　芒硝二钱

水三杯，先煮枳实、厚朴，至一杯半，去滓，内大黄，煮取一杯，去滓，内硝，更上微火一两沸，温服。得下，勿再服。

生者气锐而先行，熟者气钝和缓。仲景欲芒硝先化燥屎，大黄继通地道，而后枳、朴去其痞满。此本方之煎法也。若小承气汤，则三味同煎，即寓微和之意。

小承气汤

大黄四钱　厚朴二钱　枳实二钱

水二杯煎八分，温服。初服当更衣，不尔者，再服；若更衣，勿服。

大承气，厚朴倍大黄，是气药为君；分煎，取其后来居上，欲急下燥屎也。小承气，大黄倍厚朴，是气药为臣；同煎，取其气味浑匀，欲微和胃气也。

燥坚痞满大承气，
枳朴硝黄共四味；
未硬去硝先探试，
邪轻小实小承气。

调胃承气汤

温温欲吐心下痛，
郁郁微烦胃气伤；
甘草硝黄调胃剂，
心烦腹胀热蒸良。

大黄四钱，去皮，清酒洗　炙草三钱　芒硝三钱

水二杯，先煮大黄、甘草，取一杯，去滓，内芒硝，更上微火煮令沸，少少温服之。

热淫于内，治以咸寒，芒硝也；火淫于内，治以苦寒，大黄也；更佐以甘草，缓硝、黄留中泄热，非恶硝、黄伤胃而用之。少少服之，不使其速下而利也。芒硝解结热之邪，大承气用之以解已结之热；此用之以解将结之热。

【附解】

按：张宪公云：承者，以卑承尊而无专成之义。天尊地卑，一形气也，形统于气，故地统于天；形以承气，故地以承天。胃，土也，坤之类也；气，阳也，乾之属也。胃为十二经之长，化糟粕运精微转味出入而成传化之府，岂专以块然之形，亦惟承此乾行不息之气耳。汤名承气，确有取义，非取顺气之义也。宪公此解超出前人。惜其所著《伤寒疏》，未刊行世。宪公讳孝培，古吴人也。

阳明下篇方法

腑症虽有三，而阳明之辨，所尤重在能食为胃强，不能食为胃衰。大都能食者，皆可攻下，但有缓急之殊。惟是不能食者，乃有挟虚寒、挟结热之不同。虚寒则食谷欲呕，及干呕吐涎沫之症，宜吴茱萸汤温之。结热则腹满不大便，谵语而脉涩者，当用蜜煎胆导，不得拘于腑病为阳，概用寒下而禁用温剂也。又有下利后，心下痞，肠鸣干呕者，用甘草泻心汤，以药甘为泄满法。瘀热发黄，用茵陈蒿汤，从小便以逐秽法，不可不知也。

吴茱萸汤

阳明吐谷喜茱萸，
姜枣人参却并驱；
吐利躁烦手足冷，
吐涎头痛立殊功。

吴萸泡　人参各二钱　生姜四钱　大枣三枚

水煎服。

此方降浊阴，扶生气，俾震坤合德，土木不害。

甘草泻心汤

下利腹鸣干呕痞，
大枣芩连姜夏使；

甘草泻心汤合宜，
泄满降浊斯为美。

炙草二钱　黄芩　干姜各一钱五分　半夏一钱　黄连五分　大枣二枚

水煎服。

茵陈蒿汤

黄如橘色腹微满，头汗，剂颈而还。
余处无汗小便短；
三倍茵陈栀大黄，
内外瘀热如洗盥。

茵陈六钱　栀子五枚　大黄二钱

水三杯，先煮茵陈，至杯半，后入诸药，煮至八分，温服，日三服，小便当利。尿如皂荚汁，色正赤，一宿腹减，黄从小便去也。

麻黄连豆汤，散太阳无汗之黄；若在太阳阳明之间，用栀子柏皮汤以清火；若在阳明之里，当用此汤以逐秽。

卷　三

少阳上篇方法

提纲有口苦、咽干、目眩之症，三者能开能合，相火为害故病，法当清火。

少阳主半表半里，寒热相杂。若邪在半表，其寒热往来于外，宜以小柴胡汤解半表之虚邪，以大柴胡汤解半表之实热；若邪在半里，其寒热相搏于中，则为呕吐腹痛，以黄连汤主之；其寒热互结于心下，则为痞满呕逆，以半夏泻心汤主之；其寒热相阻于心下，则为拒格，食入即出。以干姜黄芩黄连人参汤主之；若邪全入于里，则为胆腑受病，胆火下攻于脾而为自利，有黄芩汤法；胆火上逆于胃，利又兼呕，有黄芩加半夏生姜汤法。此皆少阳正治方法也。

盖少阳为枢，职司开阖。而转运其枢，全赖胃气充满，则开阖有权，其邪不能内犯；胃气不振，则关钥废弛，邪得出入矣。

小柴胡汤

脉弦胁痛小柴胡，
夏草姜芩参枣扶；
和解少阳为正法，
阳明兼症岂殊途？

柴胡四钱　人参　黄芩　炙草　生姜各一钱五分　半夏二钱　大枣二枚

水二杯，煎一杯半，去滓，再煎八分，温服。

此方以二剂合作一剂，方称原方三服之一。今易作小剂，徇时好也。深于医者，必照古法，不待余赘。少阳介于两阳之间，须兼顾三经，故药不宜轻。去滓再煎者，此方乃和解之剂，再煎则药性和合，能使经气相融，不复往来出入。古圣不但用药之妙，其煎法俱有精义。

加减法：若胸中烦而不呕者，去半夏、人参，加瓜蒌二钱；若渴者，去半夏，加人参五分，瓜蒌根二钱；若腹中痛者，去黄芩，加白芍药一钱五分；若胁下痞硬，去大枣，加牡蛎二钱；若心下悸而小便不利者，去黄芩，加茯苓二钱；若不渴，外有微热者，去人参，加桂枝一钱五分，温覆取微似汗；若咳者，去人参、大枣、生姜，加五味子七分，干姜一钱。

大柴胡汤

脉弦而沉沉有力，
相为结热下宜亟；
芩芍枣夏枳柴姜，
大柴汤是小柴翼。

柴胡四钱　半夏　黄芩　芍药　枳实各一钱五分　生姜二钱五分

煎法同小柴胡汤。

此方本无大黄，所云结热，非实热也；下解其热，非导其便也。小柴胡汤治半表之虚，此治半表之实，即小柴胡汤之翼也。今《活人书》每以此方代承气汤，取大便微利，重在大黄，略变仲景之法，不可不知。

黄连汤

胸中有热胃邪丽，
黄连甘草干姜桂；
人参夏草[①]理阴阳，
呕吐腹疼为妙剂。

黄连　炙草　干姜　桂枝各一钱五分　人参五分　半夏一钱　大枣二枚

水煎，分二服，日三夜二。

即柴胡汤以桂枝易柴胡，以黄连易黄芩，以干姜

① 草：当为“枣”。

易生姜。此症虽无寒热往来于外，而有寒热相搏于中，所以寒热攻补并用，仍不离少阳和解法也。

半夏泻心汤

满而不痛则为痞，
心膈难开何所以；
夏草参连芩枣姜，
宣通胶滞同欢喜。

半夏三钱　黄芩　干姜　炙草　人参各一钱五分　大枣二枚　黄连五分

水煎温服。

干姜黄芩黄连人参汤

厥阴寒格用干姜，
吐下芩连是所长；
误治致虚参可补，
分途施治不相妨。

人参　黄连　黄芩　干姜各一钱五分

水煎服。

入口即吐，是火炎之象，故苦寒倍于辛热。但吐、下误后，中外之气索然，故以人参补其中气，并以助干姜之辛，冲开格逆，而吐止食入矣。凡呕家夹热不利于橘半者，服此方而晏如。

黄芩汤

黄芩汤用甘芍枣，
太阳少阳合病讨；
下利只须用本方，
兼呕姜夏加之好。

黄芩二钱　炙草　芍药各二钱　大枣三枚

水煎服，日二夜一。

黄芩加半夏生姜汤

即前汤加半夏二钱，生姜三钱，煎服法同二阳合病。

邪入少阳之里，胆火下攻于脾，故自下利；上逆于胃，故兼呕也。此汤苦甘相济，调中以存阴也。兼呕者，加半夏以降逆，生姜以散邪也。

少阳中篇方法

少阳虽有汗、吐、下三禁，而法中又有口不渴、身有微热，以微热验其表邪尚在。去人参，加桂枝以取汗。伤寒六七日，发热微恶寒，支节烦疼，微呕，心下支结，支，撑也，若有物支撑在胸胁间。外症未去者，以柴胡桂枝汤汗之。下后胸结胁满微结，小便不利，渴而不呕，头汗出，邪郁于经，不得外越，但升于头而汗出也。往来寒热，用柴胡桂枝干姜汤以汗之。又有柴胡症具而反下之，心下满而硬痛，此为结胸，大陷胸汤主之。本柴胡症，医以丸药下之，微利，胸胁满而呕，日晡热者，小柴胡加芒硝汤下之。是汗、下之法，不可不审用也。

柴胡桂枝干姜汤

寒热往来头汗出，
心烦胸胁满而窒；
柴芩姜蛎瓜蒌甘，
花粉桂枝加减七。

柴胡四钱　桂枝　黄芩各一钱三分　瓜蒌根二钱　干姜　牡蛎　炙草各一钱

水煎服，初服微炊[①]，再服汗出而愈。

按：本方用干姜，一以散胁之微结，一以济芩、蒌之苦寒，使阴阳和而寒热已也。

大陷胸汤

见太阳救误篇。

柴胡加芒硝汤

少阳邪入阳明腑，
日晡热潮胁满吐；

① 炊：上海图书集成本作“灼”。

甘夏参芩柴枣姜，
芒硝加上病方愈。

柴胡一钱二分　黄芩　炙草　生姜　人参各一钱　半夏七分　枣一枚　芒硝一钱

水煎，后入芒硝一二沸，服。

按：胸胁满而呕，少阳之邪正盛也。日晡所发潮热，阳明之热已结也；本宜大柴胡汤两解之，因以丸药误下，强逼溏粪，胃气大伤。大柴胡汤有大黄、枳实之峻，必不堪受，不如小柴胡汤有人参、甘草以扶之也。加芒硝者，胜热攻坚，速下不停，无伤胃气，是以峻攻之药，为补养法也。

柴胡桂枝汤

太阳未罢少阳多，
肢节烦疼寒热过；
津液一通营卫治，
小柴方内桂枝加。

柴胡二钱　黄芩　桂枝　芍药　生姜各八分　人参一钱五分　炙草二分　大枣二枚

煎服。

按：此太阳邪轻、少阳邪甚之方，故汤名以柴胡为冠也。《活人》往往取代桂枝汤，看似变通，实乱仲景之法。余推《活人》所以取代之故，以论中有“和其营卫，以通津液，后自愈”十一字也。

少阳下篇方法

少阳失治，坏症最多，非有补天浴日手段，不足以语此。论云：伤寒八九日，下之，胸满烦惊，小便不利，谵语，一身尽重，不可转侧也，柴胡加龙骨牡蛎汤主之。

柴胡加龙骨牡蛎汤

太阳误下心烦惊，
谵语身沉水不行；
芩夏参枝柴姜枣，
茯丹龙牡定神明。

柴胡　龙骨　牡蛎　生姜　人参　茯苓　铅丹　黄芩　桂枝　半夏各一钱五分　大枣二枚

水煎，入大黄二钱，更煮二三沸，温服。

此乃正气虚耗，邪已入里，而复外扰三阳，故现症错杂，药亦随证施治，真神化之方也。今借治癫痫症神效。

传经发明

按：宋、元以后医书，皆谓邪从三阳传入，俱是热症，惟有下之一法。论中四逆、白通、理中等方，俱为直中立法。何以谓之直中？谓不从三阳传入，径入三阴之脏，惟有温之一法。凡传经俱为热症，寒邪有直中而无传经，数百年来相沿之说也。

余向亦深信其然，及临症之久，则以为不然。“直中”二字，《伤寒论》虽无明文，而直中之病则有之。有初病即见三阴寒症者，即宜大温之；有初病即见三阴热症者，即宜大凉之、大下之，是寒热俱有直中也。世谓直中皆为寒症者，非也。有谓递次传入三阴，尽无寒症者，亦非也。

盖寒热二气，盛则从化。余揆其故则有二：一从病体而分，一从误药而变。何则？人之形有厚薄，气有盛衰，脏有寒热。所受之邪，每从其人之脏气而为热化、寒化。今试譬之于酒，酒取诸水泉，寒物也；酒酿以曲药，又热物也。阳脏之人，过饮之不觉其寒，第觉其热，热性迅发，则为吐血、面疮诸热症作矣。阴脏之人，过饮之不觉其热，但觉其寒，寒性凝滞，则停饮、腹胀、泄泻诸寒症作矣。知此愈知寒热之化，由病人之体而分也。

何谓误药而变？凡汗、下失宜，过之则伤正而虚其阳；不及则热炽而伤其阴。虚其阳，则从少阴阴化之症多，以太阳、少阴相表里也；伤其阴，则从阳明阳化之症多，以太阳、阳明递相传也。所谓寒化、热化，由误治而变者此也。

至云寒邪不相传，更为不经之说。仲景云：下利腹胀满，身体疼痛者，先温其里，乃攻其表。温里宜四逆汤，攻表宜桂枝汤主之。此三阳阳邪传入三阴，邪从阴化之寒症也。如少阴症下利，白通汤主之。此太阳寒邪传入少阴之寒症也。如下利清谷，里寒外热，汗出而厥者，通脉四逆汤主之。此少阴寒邪传入厥阴之寒症也。谁谓阴不相传，无阳从阴化之理乎？

卷　四

太阴全篇方法

太阴为湿土，纯阴之脏也。故病一入太阴，邪从阴化者多，从阳化者少。从阴化者，如论中腹满吐食，自利不渴，手足自温，时腹自痛，宜四逆汤、理中汤之类主之。从阳化者，如论中发汗不解，腹满痛者，急下之，宜大承气汤。腹时痛者，桂枝加芍药汤。大实痛者，桂枝加大黄汤是也。

理中丸及汤

理中白术草姜参，
益气驱寒走太阴；
只取中焦交上下，
辛甘相辅意殊深。

人参　白术　干姜　炙草各等分为末

蜜丸如鸡子黄大，以沸汤和一丸，碎，温服之，日三四服。腹中未热，益至三四丸。服后如食顷，啜粥。然丸不及汤，又以四味切片，作汤服之。

参、草甘以和阴，姜、术辛以和阳，辛甘相辅以处中，上交于阳，下交于阴，阴阳和顺则百病愈矣。

若脐上筑者，肾气也，去术加官桂；吐多者，去术加生姜；下多者，还用术；悸者，加茯苓；渴欲饮水者，加术；腹中痛者，加人参；寒者，加干姜；腹满者，加附子。

桂枝加芍药汤

桂枝汤加芍药一倍。倍芍药者，能监桂枝深入阴分，升举误下之邪出于阳分，而腹痛自愈。

桂枝加大黄汤

桂枝汤加芍药一倍，大黄七分。倍芍药者，苦以泄其坚；加大黄者，通以导其滞也。

腹痛桂枝倍芍药，
大黄枳实更加酌；
病从太阳误下来，
仍用太阳方斟酌。

四逆汤

大承气汤

盖脾与胃同处腹中，腹痛、腹满，两皆有之。然腹满为太阴病，心下满为阳明病。其阳明亦有腹满者，但阳明腹满与热同化，兼有潮热、自汗、不大便之症，不似太阳与湿同化，兼有发黄、暴烦、下利秽腐之症也。

卷　五

少阴全篇方法

论云：少阴之为病，脉微细，但欲寐也。只此二句为提纲，此篇则分析而言之。

少阴肾经，水火之脏。邪伤其经，随人实虚，或从水化而为寒，或从火化而为热。水化为阴寒之邪，是其本也；火化为阳热之邪，是其标也。阴邪其脉沉细而微，阳邪其脉沉细而数。至其见证，亦各有别：阴邪但欲寐，身无热；阳邪虽欲寐，则多心烦；阴邪背恶寒，口中和；阳邪背恶寒，口中燥；阴邪咽痛不肿，阳邪咽痛则肿；阴邪腹痛，下利清谷；阳邪腹痛，下利清水，或纯青色，或便脓血也；阴邪外热面色赤，里寒大便利，小便白；阳邪外寒手足厥，里热大便秘，小便赤。此少阴标本寒热之脉症也。凡从本之治，切宜温寒回阳；从标之治，切宜攻热救阴。其机甚微，总在临症详究，辨别标本寒热，以急施其治，庶克有济，稍缓则不及矣。

从太医院使编订。[①]

少阴症有化寒化热两途，施治不外回阳、救阴二法，人固知之矣。而抑知回阳之中，而有兼汗兼温之异乎？论云：少阴病始得之，反发热，麻黄附子细辛汤主之。又云：少阴病，得之二三日，麻黄附子甘草汤微发汗，以二三日无里证，故微发汗也。盖二症俱以少阴而得太阳之热，故用麻黄以发汗。因二症之脉俱沉，用附子以固肾，肾固则津液内守，汗不伤阴。一合细辛，犹麻黄汤急汗峻剂；一合甘草，犹桂枝缓汗之和剂也。至于呕逆腹痛，小便不利，用真武汤；背恶寒，用附子汤；昼日烦躁，夜而安静，用姜附汤；四肢逆冷，用四逆汤；四肢逆冷而脉细欲绝，用通脉四逆汤；吐利虽止，汗出而厥，四肢拘急，脉微欲绝者，用通脉四逆加猪胆汁汤；下利脉微，用白通汤；利不止，厥逆无脉，干呕烦者，用白通加人尿猪胆汁汤；吐利，手足逆冷，烦躁欲死者，用吴茱萸汤；恶寒脉微而利，利止者，亡血也，用四逆加人参汤；汗下之后，病仍不解，烦躁者，用茯苓四逆汤。以上诸方，温而兼补，皆所以回阳也。

抑又知救阴之中，更有补正攻邪之别乎？如咽痛，用甘草汤、桔梗汤、半夏散及汤、苦酒汤、猪肤汤；心烦不卧，用黄连阿胶汤；不眠烦渴，小便

---

① 从太医院使编订：疑为衍文。

短赤，用猪苓汤；阳邪伤阴，阴伤不能接阳，为四肢逆冷，用四逆散；下利脓血，用桃花汤，皆救阴中之补正剂也。如口燥咽干，宜急下之；自利清水，色纯青，心下必痛，口干燥者，可下之；六七日腹胀不大便者，急下之。凡曰急者，不可缓之须臾，致邪火烁干津液而死，以大承气汤主之，此皆救阴中之攻邪剂也。

麻黄附子细辛汤

麻黄　细辛各二钱　附子一钱

水煎麻黄去沫，入诸药同煎，温服。时师细辛只用一钱。

麻黄附子甘草汤

即前方去细辛，加炙草二钱。

发热脉迟属少阴，
麻黄附子细辛寻；
细辛不用加甘草，
温肾驱寒用意深。

二症俱发热，故俱用麻黄以发汗；脉俱沉，故俱用附子以固肾，肾固则津液内守，汗不伤阴。一合细辛，犹麻黄汤急汗之法；一合甘草，犹桂枝汤缓汗之法也。

真武汤

腹痛肢疼咳呕凑，
此方真武推神守；
茯苓芍术附子姜，
燠土镇水各入扣。

茯苓　芍药　生姜各三钱　白术二钱　附子一钱

水煎服。

附子壮元阳，则水有所主；白术建土气，则水有所制；合芍药之苦以降之，茯苓之淡以泄之，生姜之辛以行之，总使水归其壑。今人以行水之剂自为温补之剂，误矣。

若嗽者，加五味子一钱，干姜、细辛各五分，时法去生姜；若小便利者，去茯苓；若下利，去芍药，加干姜二钱；若呕者，去附子，倍加生姜。

附子汤

口和脉细背憎寒，
火灸关元即刻安；
芍药人参苓术附，
身疼肢冷是神仙。

附子　人参各二钱　茯苓　芍药各三钱　白术四钱

水二杯，煎八分，温服。

此汤药品与真武相当。惟生熟、分两各异。其补阳镇阴，只在一味转旋，学者所当深心体会。

干姜附子汤

昼而烦躁属阳虚，阳虚有二：有喜阳者，有畏阳者。大抵阴亦虚者畏阳，阴不虚者喜阳，此因下后阴亦虚，故反畏阳也。

脉见沉微误汗余；

下后岂容更发汗？

干姜附子补偏欹。

干姜　附子各三钱

水煎服。

余于《活人百问·烦躁症》中注此方下。阴盛偏安于阴分，故夜而安静，何相反至是？而不知此言阴虚者，言吾身真阴之虚也；彼言阴盛者，言阴寒之气盛也。阴阳二字，各有所指。

四逆汤

四逆姜附君甘草，
除阴回阳为至宝；
彻上彻下行诸经，
三阴一阳随搜讨。

炙草二钱　干姜一钱五分　附子生用，一钱

水一杯半，煎八分服。

生附子、干姜，彻上彻下，开辟群阴，迎阳归舍，交接十二经，为斩旗夺关之良将；而以甘草主之者，从容筹画，自有将将之能也。

此方少阴用以扶元海之阳，太阴用以温脏中之寒，厥阴薄厥，阴欲立亡，非此不救。至于太阳误汗亡阳，亦用之。

通脉四逆汤

即四逆汤倍用干姜。

通脉四逆加猪胆汁方

即前方煎成，入猪胆汁九茶匙。时法以黄连二分，研末代之。

四逆倍姜名通脉，
疾呼外阳归其宅；
更加猪胆汁些微，
藉其苦寒通拒格。

名通脉者，以此时生气已离，亡在顷刻，若以柔缓甘草为君，岂能疾呼外阳而使返耶？故易以干姜。而仍不减甘草者，恐散涣之余，不能当干姜之猛，还藉甘草以收全功也。后方加猪胆汁者，速阳药下行。

加减法：面赤者，加连须葱三茎；腹痛者，去葱加芍药二钱；呕者，加生姜二钱；咽痛，去芍，加桔梗一钱；利止脉不出者，去桔梗，加人参二钱。

白通汤

干姜　附子各三钱　葱白二茎，每茎约二寸半

水二杯，煎八分，温服。

姜、附燥肾之所苦，须藉葱白之辛以通之。葱白通上焦之阳，下交于肾；附子启下焦之阳，上承于心；干姜温中土之阳，以通上下。上下交，水火济，利自止矣。

白通加猪胆汁汤

即白通汤入人尿十五茶匙，猪胆汁七茶匙，令相得，温服。

寒盛格热，当用监制之法。人尿之咸，胜猪胆汁之苦；猪胆汁之苦，胜姜、附之辛；辛受制于咸苦，则咸苦为之向导，便能下入于少阴，俾冷性消而热性发，其功乃成。又为外护法也。

少阴下利白通汤，
无脉呕烦胆汁将；
葱白入阴通否隔，
回阳附子与干姜。

吴茱萸汤

见阳明。

四逆加人参汤

脉微而利更憎寒，
利止血亡气亦残；
四逆汤中参速配，
重生津液渐恬安。

即四逆汤加人参一钱。

茯苓四逆汤

烦躁转增汗下后，
真阳扰越势难救；
四逆加参重茯苓，
症类栀豉须细究。

即四逆汤加人参一钱，茯苓六钱。

此为汗下之后，厥悸不愈，忽增烦躁，为水气凌心之症。然必参以他症，方不误认为栀子豉汤症。

甘草汤

甘草六钱

水三杯，煎一杯，分两次服。

桔梗汤

即前方加桔梗三钱。

缓以甘草开桔梗，
少阴客热不须猛；

咽痛分合先后宜，
淡而不厌须静领。

半夏散及汤

阴火攻咽必挟痰，
风邪内薄势相参；
桂枝半夏及甘草，
经训当遵勿妄谈。

半夏　桂枝　炙草

各等分为末，白饮和服三钱，日三服。不能服散者，水煮七沸，入散三钱，更煎三沸，少冷，少少咽之。

《本经》：半夏治咽喉肿痛，桂枝治喉痹。此乃咽喉之主药，后人以二味为禁药，何也？

苦酒汤

少阴咽痛且生疮，
半夏鸡清苦酒汤；
涤饮消疮除伏热，
发声润燥有专长。

半夏洗七枚，切作十四片

鸡子一只，去黄，纳半夏，著苦酒中，以鸡子壳置刀环中，安火上，令二沸，去滓，少少含咽之。不差，再服。

猪肤汤

利余咽痛用猪肤，
蜜粉和中助转输；
彘主肾经肤主肺，
谁将妙谛反三隅？

猪肤四两

水七杯，煮三杯，入白蜜七钱，米粉四钱，熬香，分二三服。

少阴之脉，循喉咙，挟舌本，少阴二三日咽痛，是阴火上冲，可与甘草汤，甘凉泻火，以缓其热。不差者，配以桔梗，兼辛以散之之义也。至下利咽痛，是肾液下泄，不能上濡于肺，络燥而为咽痛者，又非甘、桔所能治，当以猪肤润肺肾，白粉、白蜜缓之于中，而上、中、下之燥邪解矣。此三方为正治之轻剂也。若阴症似阳，恶寒而欲吐者，又非甘、桔所能疗，当用半夏之辛温，散其上逆之寒；桂枝之甘温，散其阴寒之气。或散或汤，随病人之意也。如喉痛且伤，生疮不能言语者，不得即认为热症，仍取半夏之辛以豁痰，苦酒之酸以敛疮，鸡子白之清以发声，少少含咽，内外兼治之法也。若夫里寒外热，手足厥逆，咽痛，用四逆汤。详于本方之下，宜合参之。

黄连阿胶汤

心烦不卧主阿胶，
鸡子芩连芍药交；
邪入少阴从热化，
坎离交媾在中爻。

黄连二钱　黄芩五分　芍药一钱　阿胶一钱五分　鸡子黄一枚

水一杯半，煎八分，去滓，入阿胶烊尽，少冷，入鸡子黄搅匀，温服，日三服。

猪苓汤

见阳明。

四逆散

阳邪伤阴亦四逆，

枳实芍草攻和策；四逆，四肢逆冷也。热邪结阴，以枳实泄之。热邪伤阴，以芍、草和之。

阴为阳伤不接阳，

和其枢纽柴专责。

枳实　芍药　柴胡　甘草各一两

为末，白饮和服，日二三服。

咳者，加五味、干姜各两半，并主下利；悸者，加桂枝五钱；小便不利者，加茯苓五钱；腹中痛者，加附子炮半枚；泄利下重者，先浓煎薤白汤，内药三钱，再煎一二沸，温服。

桃花汤

少阴下利便脓血，

粳米干姜赤脂啜；

阳明截住石脂入手阳明，姜、米入足阳明。肾亦变，

腹痛尿短痛如撤。

赤石脂一两六钱，留少许筛末　干姜一钱　粳米四钱

水四杯，煎二杯，入赤脂末方寸匕，分两服，若一服愈，余勿服。

此是手、足阳明感少阴君火，热化太过，闭藏失职，开合尽撤，缓则亡阴，故只涩阳明之道路，利止而肾亦安。

大承气汤

见阳明。

卷　六

厥阴全篇方法

厥阴之为病，消渴，气上撞心，心中疼热，饥而不欲食，食则吐蛔，下之利不止。论云总纲。

厥阴，阴尽阳生之脏，与少阳为表里者也。故其为病，阴阳错杂，寒热混淆，邪至其经，从化各异。若其人素偏于热，则邪从阳化，故消渴，气上撞心，心中疼，口烂，咽痛，喉痹，喉痈，便血等阳症见矣。大法用乌梅丸，苦寒之中，杂以温补之品，以治其本。而厥深热亦深，必用大、小承气汤；厥微热亦微，只用四逆散；下利后重者，必白头翁汤，非一于苦寒者，不能胜之也。若其人素偏于寒，是邪从阴化，故手足厥冷，脉微欲绝，肤冷，脏厥，下利，除中等阴症见矣。大法以四逆汤、通脉四逆汤为主，不可杂以苦寒之品，以掣其肘也。如初起手足厥寒，脉细欲绝，以厥阴之脏，相火行其间，不遽用姜、附之热，只用当归四逆汤和之。内有久寒，再加生姜、吴萸以温之。如干呕，吐涎沫，吴茱萸汤主之。若夫乌梅丸，温补之中，加以苦寒，乃治寒以热、凉而行之之意，最得厥阴之和法。盖厥阴所重，在护其生气，不专参、术之补，姜、附之热，与太阴、少阳不同也。

少阳不解，传变厥阴而病危，厥阴病衰，转属少阳为欲愈。阴阳消长，大伏危机。

厥阴为乙木，性宜沉，木中有火，沉则火下守而肾水温，升则火上撞冲而肾水寒。论云：消渴，心中疼热。皆火升之病也。论云：饥不能食，食则吐蛔。皆肾水寒，胃气因而不暖，致木气肆逆于胃口，则不食；木盛生风，则生虫也。论云：下之，利不止，亦肾中寒而不能闭纳也。此经为病，阴阳错杂，惟乌梅丸可以统治之。

合　参

厥阴，木中有火，此火为阴火，故有时而下，有时而上。厥为阴，阴下行极而上，则发热矣。热为阳，阳气上行极而下，则又厥矣。调和于二者之间，功在安胃。故乌梅丸蒸于饭上，佐以人参，下以白饮，皆安胃之意。程云：他症发热时不复厥，发厥时不复热，盖阴阳互为胜复也。惟此症孤阳操其胜势，厥自厥，热自热。厥深则热亦深，厥微则热亦微，而发热中兼夹烦渴下利之里症，总由阳陷于内，菀其阴于外而不相接也。

乌梅丸中，细辛一味最妙。乌梅丸破阴以行阳，于酸辛入肝药中，微加苦寒，纳逆上之阳邪，顺之使下，为厥阴症之总方。

胜复之机，操自胃气。胃气热者，阴当复而不复，则为厥深热深之症；胃气寒者，阳当复而不能复，则为肤冷脏厥之症。

乌梅丸

乌梅丸内柏连姜，
参桂椒辛归附当；
寒热散收相互用，
厥阴得此定安康。

乌梅九十三枚　干姜一两　当归四钱　黄连一两六钱　蜀椒四钱，炒　桂枝　人参　黄柏　附子　细辛各六钱

各研末，以苦酒浸乌梅一宿，去核，饭上蒸之，捣成泥，和药令相得，入炼蜜，共捣千下，丸如桐子大。先饮食，白饮和服十丸，日三服，渐加至二十丸。

《内经》云：伏其所主，先其所因。或收或散，或逆或从，随所利而行之。调其中气，使之和平。此方深得经旨，为厥阴病之总法。

白头翁汤

白头翁主厥阴利，
下重喜水津耗类；

连柏秦皮四味煎，
坚下兼平中热炽。

白头翁一钱　黄柏　黄连　秦皮各一钱五分

水煎服，不愈更作二服。

大寒以清中热，故治欲饮水；大苦以坚下焦，故止下利。

承气汤

见阳明。

四逆散

四逆汤

通脉四逆汤

俱见少阴。

当归四逆汤

当归　芍药　桂枝　细辛各一钱五分　炙草　木通各一钱　大枣四枚

水煎温服。此方之多用大枣，即建中汤之得胶饴意也。时法用此方，倍加当归，细辛只用一钱。

当归四逆加吴茱生姜汤

即前方加吴萸泡二钱，生姜四钱，酒水各半杯煎，温服。

当归四逆木通草，
桂芍细辛并大枣；
通脉养血此为神，
素寒加入姜萸好。

吴茱萸汤

见太阳。

干姜黄芩黄连人参汤

见少阳。

白虎汤

见阳明。

厥阴续篇

厥阴有用吐法者。论云：手足厥冷，脉乍紧者，邪在胸中；心下满而烦，饥不能食者，病在胸中，须当吐之。宜瓜蒂散。有用利水法者。论云：厥而心下悸者，宜先治水，当服茯苓甘草汤，却治其厥；不尔，水渍其胃，必作利也。有热厥下后之危症者，论云：伤寒六七日，大下后，寸脉沉而迟，脾肺阳气下陷也。手足厥冷，下部脉不至，肝家之阴亦复衰竭，阴阳不相顺接，以故手足为之厥冷也。咽喉不利，唾脓血，厥阴之脉贯膈，上络肺，循喉咙之后，下后亡津液，遂成肺痿。泄利不止者，为难治，阳气下陷于阴分，阴分衰竭，故难治。麻黄升麻汤主之。升阳和阴，润肺补脾调肝，冀成万一之功。

瓜蒂散

胸中痞硬寸微浮，
气上冲兮热汗流；
小豆匀平瓜蒂散，
稀糜承载出咽喉。

瓜蒂、赤小豆各等分为末，取二钱，以香豉一撮，用热汤煮作稀糜，和药散服之。不吐者，少少加，得快吐乃止。诸亡血家，不可与之。

茯苓甘草汤

见太阳篇。

麻黄升麻汤

邪深阳陷脉沉迟，
姜术麻黄升桂枝；
归芍天冬苓石草，
萎蕤润肺佐芩知。

麻黄二钱五分　升麻　当归各一钱　知母　黄芩　萎蕤各五分　白术　石膏　干姜　芍药　天冬　桂枝

茯苓　甘草各三钱

先煮麻黄，去沫，复入诸药煎服。

阴阳易差后劳复病方法

论云：伤寒阴阳易之为病，其人身体重，少气，少腹里急，或引阴中拘挛，热上冲胸，头重不欲举，眼中生花，膝胫拘急者，烧裈散主之。

论云：大病差后劳复者，枳实栀子汤主之。时医必用补中益气汤，误人矣。若有宿食者，加大黄如博棋子大五六枚。

论云：伤寒差已后，更发热者，小柴胡汤主之。不因劳食而更发热者，此半表半里之间有留邪也，故用小柴胡汤，汤中有人参以扶正气，去余邪，乃和解法也。脉浮者，是热发在表。以汗解之；脉沉实者，是热发在里。以下解之。脉浮是有重感，脉沉实是饮食失节。

论云：大病差后，从腰以下有水气者，牡蛎泽泻散主之。后人用五苓去桂，加牡蛎、海藻，甚稳。

论云：大病差后喜唾，久不了了者，胃中有寒，当以丸药温之。不可用汤药骤补。宜理中丸。

论云：伤寒解后，虚羸少气，气逆欲吐者，竹叶石膏汤主之。

新补论云：伤寒脉结代，心动悸，炙甘草汤主之。

愚按：人身天真之气，全在胃口，津液不足即是虚，生津液即是补虚。仲师以竹叶石膏汤治伤寒解后虚羸少气，以甘寒为主，以滋津为佐，是善后第一治法。余以炙甘草汤，与六经症亦不甚合，想亦是既愈善后之计。论云：伤寒脉结代，气血两虚，经隧不通，阴阳不交，故缓时一止为结，止而不能自还为代。心动悸，发汗过多，血虚气馁，故心动悸。炙甘草汤主之。

此以滋津为主，甘寒为佐，后人不知，以参、芪、术、苓、桂、附、归、熟之类温补之，宁不并余邪余热留之为害乎？张子和谓大病后，养以五谷五菜，即是补法，不用参、术、鸡、羊等助其余热致病，诚见道之言也。

烧裈散

伤寒何谓阴阳易？
病瘥交接余热客；
方用阴前裈烧灰，
求其所属治其剧。

取妇人裈，近前阴剪烧灰为末，水和服一二钱；小便利，阴头肿即愈。妇人病，用男子裈。

牡蛎泽泻散

病后土衰下部肿，
瓜蒌蛎泽蜀葶勇；

商根海藻泄虚邪，
热撤水消方不恐。

牡蛎、瓜蒌根、蜀漆、葶苈子、商陆、海藻各等分为末，白汤和一钱五分，小便利，止后服，日三服。商陆，水煎服杀人，故用散。

竹叶石膏汤

解后虚羸尚欲吐，
人参粳米炙甘护；
麦冬半夏竹叶膏，
清热解烦胃气布。

石膏八钱　半夏二钱　人参一钱五分　炙草一钱　麦冬三钱　粳米四钱　竹叶二十一片

水三杯，煎一杯半，去滓，内米，煮米熟，汤成，去米温服，日三服。

滋养肺胃之阴气以复津液，此仲景治伤寒愈后调养方也。后之庸医，温补脾肾，大违圣训。

枳实栀子汤

劳复劳热多停滞，
枳实山栀同豆豉；
水取清浆先后煎，
按之若痛大黄煮。

枳实二钱　栀子五枚　豆豉一撮

先以清浆水三杯，空煮至二杯，内枳实、栀子，煎至一杯，内豉煮五六沸，服，覆取微汗。若有宿食，内大黄一钱五分同煎。浆水即淘米之泔水，久贮味酸为佳。

小柴胡汤

见少阳。

理中汤

见太阴。

炙甘草汤

益虚参麦炙甘草，
和调桂枝姜枣好；
生地阿胶麻子仁，
结成心悸此方宝。

炙草二钱　桂枝　生姜各一钱五分　人参一钱　麦冬　大麻仁各二钱五分　阿胶二钱　地黄八钱　大枣二枚

水二杯，清酒一杯，煎八分，入胶烊，温服。

此仲景另开一补阴之门，疑为邪尽正虚病后补养之法，与竹叶石膏汤，为一寒一温之对子。

附录：魏念庭先生《伤寒论》跋语

六经既叙，仍得而汇言之。先言表里之义。三阳固为表，而太阳非表之表乎[1]？阳明非表之里乎？少阳非表中之半表里乎？三阴固为里，而太阴非里之表乎？少阴非里之半表里乎？厥阴非里中之里乎？再言经与脏腑之表里。太阳经与膀胱也，阳明经与胃腑也，少阳经与胆腑也，非表中之表里乎？太阴经与脾脏也，少阴经与肾脏也，厥阴经与肝脏也，非里中之表里乎？表里之义得，而汗、下之法可明矣。在表俱可汗，是阴经可汗也。在里俱可下，是阳经可下也。

请再言其升降之义。人之一身，胸膈居上，心居中之上，腹居中之下，少腹更在下。邪在上，则越之可也；邪在上之中，则泻之可也；邪在中之下，下之可也；邪在下，泄之可也。越者，升而散之也；泻者，徐而涤之也；下者，攻而除之也；泄者，就势而推致之也。故除发汗解肌治表之外，又有泻心诸方以泻中上之邪；有承气诸方以下中下之邪；有抵当等汤以泄少腹在下之邪；外有和解一方，以治半表里之邪，皆审邪之所在，顺邪之性而治之也，俱不外升降之义也。

---

① 乎：乎字下原脱“阳明非表之里乎”，据上海图书集成本补。

请再言寒热虚实之辨。正实则邪必虚，正虚则邪必实，其常也。正虚而邪亦虚，正实而邪亦实，其变也。治其邪实，而必不妨于正；治其正虚，而必无助乎邪，方为善治也。热则脉证俱热，寒则脉证俱寒，其真也；热而脉证似寒，寒而脉证似热，其假也。治其热必兼顾其阳，治其寒而必兼顾其阴，方为妙法也。其间有寒热错杂之邪为患者，则又有寒热错杂之治，而救阴救阳之理，愈可明矣。阴盛而阳衰，必驯至有阴而无阳，此扶阳抑阴，应图之于早也。阳盛而阴衰，必渐成亢阳而亡阴，此济阴和阳，应识之于预也。阳无而阴不独存，阴亡而阳不孤立，相维则生，相离则死，此又阴阳不可偏胜之大纲也。明乎此，则《伤寒论》六经之理已尽，而凡病俱可引伸触类，其理无尽矣。此余之所以再为伸言也乎。

先生著《伤寒》本意，字栉句比，极见苦心。每卷中俱有独得之言，以补前人所未及，余最击赏。惜其刻意求新，不无偏处；远稽博采，不无泛处。守方氏伤寒、伤风、风寒两感之说，不能正其讹；徇时俗传经为热、直中为寒之说，不能辨其非，更为执一不通。至于驳杂处、矛盾处、附会处，不一而足，总属好高之过也。独此篇跋语，寥寥数语，仲师之全论包括无遗。且能于全论中引而不发之意，一一阐出，与柯韵伯先生《论翼》不谋而合，而爽朗过之，真不厌百回读也。余于《伤寒论三注》中，取旧歌若干首，十改其七，分配六经，各立方例，每方详注其所以然之妙。事竣，录先生此跋语以殿之。盖以先生学问素高，此篇更另出手眼，疑有神助，即余自作，亦不是[①]过也。未知海内诸君子，原余之掠美否？

修园陈念祖自记于南雅堂

① 是：疑为“足”。

伤寒医诀串解

清·陈修园　撰
杨家茂　俞宜年　校注

内容提要

《伤寒医诀串解》为陈修园的代表著作之一，约成书于清道光二年（1821）。全书共分六卷，按六经排列，以《内经》理论为依据，以标本中气、经络学说为基础，采用综贯衍释的方法，把《伤寒论》各篇条文，按不同的内容分成若干段落进行综合分析，既说明了条文之间的相互联系和区别，又指出了辨证要点，使学者能够融会贯通而通其旨意。本书是陈修园晚年的著作，也是陈氏研究《伤寒论》心得发挥的结晶，具有一定的学术价值，可作为学习《伤寒论》的重要参考。

校注说明

《伤寒医诀串解》约成书于清道光二年（1821）。全书共分6卷，按六经排列，以《内经》理论为依据，以标本中气、经络学说为基础，采用综贯衍释的方法，把《伤寒论》各篇条文，按不同的内容分成若干段落进行综合分析，既说明了条文之间的相互联系和区别，又指出了辨证要点，使学者能够融会贯通而通其旨意。诚如自序所述，是书“曩集伤寒浅注凡三百九十七法，依法条晰，期于明白易晓，而又虑学者，未能融会贯通而得其要旨也，不揣固陋，复为综贯衍释，名曰《伤寒医诀串解》”。作者的本意，在于把伤寒条文综合贯通，并加衍释，使其明白通晓。本书是陈修园晚年的著作，也是陈氏研究《伤寒论》心得发挥的结晶，具有一定的学术价值，可作为学习《伤寒论》的重要参考。

该书自问世以来，代有翻刻，讹误较多，今取善本校注，具体处理方法如下：

一、本次校注，以光绪十八年（1892）上海图书集成印书局本为底本，光绪三十四年（1908）上海章福记石印本为主校本，并参考其他有关书籍进行校勘。

二、底本中确系明显之错字、俗字，或笔画小误者，均予以径改，不出校记。如系底本错讹脱衍，需辨明者，则据校本改正或增删，并出校注明。

三、底本与校本不一，而文义均通者，不出校，悉从底本；难予以肯定何者为是者，原文不动，出校注明。

四、底本与校本有异，属底本讹误，均予以校补，出注说明。

五、陈氏诠释经典著作，引用原文常系摘引，凡此情况，不增补，不出校；陈氏引录他书文句常有删节，或缩写改动，凡不失原意者，均置之不论，以保持原貌。

六、底本目录与正文内容有异者，互相增补，出校说明。

七、凡属生僻字、词，加注音及注释。

八、凡属通假字，原文不动，首见出注说明。

九、由于版式更改，原方位词，如“左”、“右”等一律改作“下”、“上”，不出注。

十、凡属书名、篇名，一律加书名号，不出注。

十一、原书各卷前有署“闽长乐陈念祖修园著、受业侄道者纂集、东冶林寿萱校要”，一并删去，不出注。

序

《伤寒医诀串解》者，长乐陈修园先生晚年所编集也。惜六篇之中尚缺其一，以其未成书，故不及付梓。其门徒犹子陈道著有卢扁风，闽之名医也。既能学先生之学，又能承先生之志，日尝手披而秘藏之，复体会其遗意而敬续一篇以补其缺，合成六篇，而篇帙遂成。兹修园古矣，其犹子道著亦古矣。闽中林子寿萱专心卫世，于旧书肆中，检出修园先生《注解葛可久十药神书》一卷，购而珍存之。并恐此二种没而不彰，因细加雠校[①]，韵而录之，欲与两先生传名，兼以传世。值余奉命巡抚全闽，因旧疾复起，探知林子精于疗治，常劳诊视。论及闽中名医，林子以陈修园、陈道著两先生对，敬以陈修园先生所著《南雅堂十一种医书》见示。且余本善病人也，又耳熟是书久矣，适林子复以《伤寒医诀串解》手录一通，乞序于余。余不敏，每兢兢官守，尚恐才不足以经世，何暇论及卫世？然《串解》实补《伤寒论浅注》所未备，不可以

---

① 雠（chóu）校：校对文字。

无传，若再附以《十药神书注解》，合而刻之，庶可以作岐黄家秘本矣。今之术岐黄者，果能默会精审，互相参校，其裨益良不浅也。姑就林子所述其缘起，为之弁数语于简端而云尔。

咸丰丙辰秋九月望后三日福建巡抚吕佺孙书

自 序

曩[1]集《伤寒论浅注》，凡三百九十七法。依法条晰，期于明白易晓，而又虑学者未能融会贯通而得其要旨也。不揣固陋，复为综贯衍释，名曰《伤寒医诀串解》。其于疑心、细微之处，抉剔详辨，颇费苦心。修园老矣，敢谓于此道三折肱？然有志之士诚能即此紬绎其端绪，推寻其纲领，而不眩于似是而非，未必非活国活人之一助也。

闽长乐陈念祖修园识

---

① 曩（nǎng）：以往；从前；过去的。

目　　录

卷　一

太　阳　篇[①]

太阳为寒水之经，主一身之表。

何谓太阳经证？

曰：头痛项强，发热恶寒是也。有虚邪、实邪之辨。

脉缓，自汗，恶风为虚邪，宜桂枝汤。如八九日过经不解，如疟状，面热，身痒，以其不得小汗故也，宜桂枝麻黄各半汤。因前此未汗，不得不发其汗，因日数颇久，故小发其汗。如服桂枝汤，大汗出后，形如疟，日再发者，以余邪未尽故也，宜桂枝二麻黄一汤。大汗之后，不得再行大汗之法，而余邪未尽，不得不从汗而竭之，但药品宜轻耳。

脉浮紧，无汗恶寒，为实邪，宜麻黄汤。如无汗烦躁者，加石膏、姜、枣，名大青龙汤；如干呕而咳，去杏仁，加五味、干姜、半夏、细辛、芍药，名为小青龙

① 太阳篇：底本各篇均作“某某篇第某”。

汤。此二汤，即麻黄汤之加减，总不出麻黄汤之范围。

此二法，治表中之表也。

何谓太阳腑证?

曰：表邪不去，必入于里，膀胱为表中之里也。有蓄水、蓄血之辨。

太阳证，其人口渴，烦躁不得眠，脉浮，小便不利，水入即吐，为膀胱蓄水证，宜五苓散。

太阳证，其人如狂，小腹硬满，小便自利，脉沉，为膀胱蓄血证，宜桃仁承气汤。

此二法，治表中之里也。

何谓太阳变证?

曰：汗下失宜，从阴从阳之不一也。

不应下而下之，续得下利清谷，身疼痛，宜四逆汤，以救清谷之里；又以桂枝汤，以救身疼痛之表。

病发热头痛，脉反沉，若不瘥，身体疼痛，当救其里，宜四逆汤。

大汗、大下利而厥冷者，四逆汤主之。

太阳病，发汗太过，遂漏不止，其人恶风，小便难，四肢微急，难以屈伸，桂枝加附子汤主之。

太阳病，发汗太过，动其荣血，而卫邪反内伏，其人仍发热，心下悸，头眩，身瞤动，振振欲擗地者，真武汤主之。

以上言汗下太过，伤正而虚其阳，阳虚则从少阴阴化之证多，以太阳、少阴为表里也。

阳盛于内，误服桂枝汤，大汗出后，大烦大渴不解，脉洪大者，白虎加人参汤主之。

伤寒若吐若下后，七八日不解，热结在里，表里俱热，时时恶风，大渴，舌上干燥而烦，欲饮水数升者，白虎加人参汤主之。

伤寒不大便六七日，为里证；头痛发热，为表证。外不解，由于内不通也。下之，里和而表自解矣，与承气汤。

病人烦热，汗出则解，又如疟状，日晡所发热，属阳明也。脉实者，宜下之，与大承气汤；脉虚者，宜发汗，与桂枝汤。

发汗后恶寒者，虚故也；不恶寒但热者，实也，当和胃气，与调胃承气汤。

太阳病未解，脉阴阳俱停。停者，沉滞不起也；阴阳者，尺、寸也。先振栗，汗出乃解。但阳脉微者，先汗而解；但阴脉微者，下之而解。若欲下之，宜调胃承气汤。按此脉微，即上文脉停也。

以上言汗、下失宜，热炽而伤其阴。阴伤则从阳明阳化之证多，以太阳、阳明递相传也。

何谓发汗、利水为治太阳两大门？

曰：邪伤太阳，病在寒水之经。驱其水气以外出，则为汗；逐其水气以下出，后为黄涎蓄水[①]，前为小

① 黄涎蓄水：黄色黏液状稀便。指服用逐水峻剂后，水由大便而出。这是陈氏通过临床实践观察到的现象。

便长。

太阳为寒水之经，邪之初伤，必须发汗。麻黄汤发皮肤之汗，桂枝汤发经络之汗，葛根汤发肌肉之汗，小青龙汤发心下之汗，大青龙汤发其内扰胸中之阳气而为汗。此发汗之五法也。

若汗之而不能尽者，则为水。水在心下，干呕而咳，宜小青龙汤。发热而烦，渴欲饮水，水入即吐，名曰水逆，宜五苓散。汗后心下痞硬，干噫食臭，胁下有水气，腹中雷鸣下利者，病势虽在腹中，而病根犹在心下，宜生姜泻心汤。此水气在上焦，在上者，汗而散之也。若妄下之后，自心上至小腹硬满而痛不可近，水与气所结。脉迟，名大结胸，宜大陷胸汤。若项亦强，如柔痉之状，宜大陷胸丸。盖病势连于下者主以汤，病势连于上者主以丸是也。若其结止在心下，按之始痛，脉浮滑，名小结胸，邪气尚在脉络，宜小陷胸汤。若无热证，名寒实结胸，宜三物白散。若心下痞硬满，引胁下痛，干呕，短气，汗出不恶寒，三焦升降之气阻格难通，宜十枣汤。此水气在中焦，中满泻之于内也。若头痛项强，翕翕发热无汗，心下满微痛，小便不利者，因膀胱之水不行，荣卫不调，不能作汗，宜以桂枝去桂加茯苓白术汤治之。是水气在下焦，在下者引而竭之是也。

《内经》云：太阳之上，寒气治之……所谓本也。

本之下，中之见也。见之下，气之标也。又曰：太阳从本从标。又曰：太阳为开。又《热病论》曰：伤寒一日，巨阳受之，故头项痛，腰脊强。

《伤寒论》云：太阳之为病，脉浮，头项强痛而恶寒。

又云：太阳病，发热，汗出，恶风，脉缓者，名为中风。

又云：太阳中风，阳浮而阴弱，阳浮者热自发，阴弱者汗出，啬啬恶寒，淅淅恶风，翕翕发热，鼻鸣干呕者，桂枝汤主之。

又云：太阳病，头痛发热，身疼腰痛，骨节疼痛，恶风，无汗而喘者，麻黄汤主之。

太阳主一身之表，六经中最外一层，故表病俱属太阳。但有表中之表。病在肌腠则有汗，宜桂枝汤；病在肤表则无汗，宜麻黄汤。两法用之得当，一剂可愈。又有脉微，恶寒，面色反有热色而身痒，是邪欲出而未得遽出，必得小汗而解，宜桂枝麻黄各半汤。又有服桂枝汤，大汗出后，形如疟，日再发，是肌病兼见表病，宜桂枝二麻黄一汤。是二方即上两法之佐也。然二方能治肌腠、肤表之病，不能治经输之病。太阳之经输在背。《内经》云：邪入于输，腰背乃强。论中以项背强几几，无汗恶风，用葛根汤；项背强几几，反汗出恶风，用桂枝加葛根汤。二方亦上两法之佐也。但两法俱是太阳本寒之证，故方中取用辛热之品。若太阳标热之证[①]自汗证，不得径用桂枝汤，宜用芍药甘草汤。以各证与桂枝证无异，惟脚挛急独异，是太阳之标热合少阴之本热之病也。无汗证，不得用麻黄汤，宜用麻杏甘膏汤。以各证与麻黄证相似，惟初起口渴发热而无恶寒，或发汗已身灼热不似。论虽另别为温病、风温之证，然节首冠以“太阳病”三字，盖指太阳之标热而言。明明为一隅之举，不读《内经》不能解也。其云桂枝二越婢一汤，为标阳[②]内陷于里阴而化热，故热多寒少而脉微弱。论曰无阳，言无在表之阳也。论曰不可发汗，言不可发太阳之表汗也，故用此汤直从里阴而外越之也。此又可借用为上两法之佐也。

然太阳为表，而亦有里。膀胱即太阳之里也。如太阳证发热无汗，而心下满微痛，小便不利，不宜取汗，宜桂枝去桂加茯苓白术汤，令小便利则愈。又有发汗后，脉浮，小便不利，微热，消渴之证。又有中风发热六七日不解而烦为表证，渴欲饮水为里证，论名曰表里证；水入则吐，论名曰水逆证，两证俱宜五苓散，多饮暖水以出汗。此表中里证之治法也。至若大青龙汤，因脉浮紧，身疼痛，不汗出而烦躁，为麻黄证之重者而设。小青龙汤，因表不解，水停心下而咳噎。变大青龙汤之大寒大散而为发汗利水之剂，即

① 证：疑为衍文。
② 标阳：在表的阳邪。

是麻黄汤之加减，总不出麻黄汤之范围。即若桂枝去芍药汤，因桂枝证误下，脉促胸满而设。桂枝去芍药加附子汤，又因前证脉不见促而见微，身复恶寒而设。桂枝加附子汤，因发汗太过遂漏不止，恶风，小便难，四肢微急难以屈伸而设。此因大汗以亡阳，因亡阳以脱液，取附子以固少阴之阳，固阳即所以止汗救液也。推之汗后病已解复烦，及桂枝证初服桂枝汤，反烦不解，刺风池、风府，却再与桂枝汤则愈。其用甚广，总不出于桂枝证“头痛，发热，汗出，恶风”八个字之外。须知太阳治法，不外桂枝、麻黄二汤。服麻黄汤之后，复有再服桂枝汤之法；服桂枝汤之后，并无再服麻黄汤之法。更须知太阳为寒水之经，病本寒者较多，病标热者较少。若标本兼病，亦以热多寒少为欲愈，治伤寒者当知所重矣。此论太阳病，以桂枝、麻黄二汤为主。一线到底，千古注家，无此明晰。外此亦即二汤之更进一步，非离乎二汤之外而立法也。

太阳主一身最外一层，邪从外来，须要驱之使出。服上二汤，尚不能出，或留本经，或侵他经，必藉少阳之枢转以达太阳之气而外出也。故小柴胡汤为太阳篇之要剂，今人不知，擅改为少阳主方，失之远矣。故无论桂枝证、麻黄证，若值三日、九日、十五日少阳主气之期，必藉其枢转而出。或又见往来寒热，枢不转，现出开阖不利之象：胸胁苦满胸乃太阳出入之部，胁为少阳所主之枢，默默不欲食，心烦默默必神机内郁，而心烦、喜呕、不欲食，必胃气不和而喜呕呕则逆气少疏，故喜也。或涉于心而不涉于胃，则胸中烦而不呕；或涉于阳明之燥气，则渴；或涉于太阴之脾气，则腹中痛；或涉于厥阴之肝气，则胁下痞硬；或涉于少阴之肾气，则心下悸而小便不利；或太阳藉少阳之枢转已有向外之势，则不渴，身有微热；或涉于太阴之肺气，则咳者，皆以小柴胡为主，而随其或然之证，加减而治之。若太阳病过经不解，先与小柴胡汤；呕不止，心下急，郁郁微烦，与大柴胡汤下之，以平其胃则愈。凡太阳篇有柴胡之方，或因其病象有从枢欲达之意，而以柴胡达之；抑因其久郁未解之邪，得柴胡可以从枢达之。无非乘机和导之法，亦即麻黄、桂枝二汤进一步之佐也。

推而言之，太阳之气外行于胸膈，不能外而病于内，实则为大、小陷胸汤证，虚则为诸泻心汤证。且太阳之气上行而至于头，下行而归于腹。不能上而病于下，从背而下，结于胞室，则为桃仁承气汤证；从胸而下，瘀于胞室，则为抵当汤证。何莫非桂枝、麻黄二汤应用不用或用之失法所致哉？盖太阳经正治法不过二十余条而已，其他则皆权变法、斡旋法也。假使治伤寒者，审其脉之或缓或紧，辨其证之有汗无汗，则从而汗之解之，如桂枝、麻黄等法，则邪却而病除矣。其或合阳明，或合少阳，或合三阳者，则从而解之清之，如葛根汤治太阳阳明合病下利，葛根加半夏汤治合病不下利而但呕者，黄芩汤治太阳少阳合病而自利，黄芩加半夏生姜汤治合病而呕者。如白虎汤治三阳合病，其云腹满者，为阳明经热合于前也；其云身重者，为太阳经热合于后也；其云难以转侧者，为少阳经热合于侧也；其云口不仁而面垢者，热合少阳之腑也；其云谵语者，热合阳明之腑也；其云遗尿者，热合太阳之腑也。既审其为三阳之合，又必得自汗出之的症，而后用白虎汤之的方，斯邪分而病解，此为正治之法。

顾人气体有虚实之殊，脏腑有阴阳之异，或素有痰饮、痞气，以及咽燥、淋、疮、汗、衄之疾，或适当房室、金刃、产后、亡血之余，是虽同为伤寒之候，不得竟用麻、桂之法矣。于是有旋覆代赭石汤治伤寒汗、吐、下解后心下痞鞕，噫气不除，是胃气弱而未和，痰气动而上逆之证。有茯苓桂枝白术甘草汤治吐下后邪解而为饮发之证。《金匮》云：膈间支饮，其人喘满，心下痞坚。又云：心下有痰饮，胸胁支满，目眩。又云：其人振振身瞤剧者，必有伏饮。其云发汗则动经者，言无邪可发而反动其经气也。有承气汤治伤寒六七日不大便，头痛有热，必衄，以阳热太重，以此汤承在上之热气而使之下也。有小建中汤以治伤寒二三日，心悸而烦，补中气以生心血。有炙甘草汤治脉结代，心动悸，启肾阴以行于脉道。有四逆汤治发热头痛，脉反沉，身体疼痛，扶肾阳以救其虚陷。

是为权变之法。而用桂枝、麻黄等法，又不能必其无过与不及之弊。或汗出不彻而邪不外散，则有传变他经及发黄、蓄血之病。如中风以火劫汗，则两阳熏灼，其身发黄。阳盛则欲衄，阴虚则小便难，甚则见发哕、谵语、捻衣摸床诸危证。服药得小便利者，方可治之。如桂枝证外不解而热结膀胱，其人如狂，血得自下乃愈。若小腹急结，有桃仁承气汤之轻攻法。如麻黄证表不解，脉微而沉，其人狂，其邪反不结于胸，而直下于少腹而硬满，为瘀热在里。又身黄，脉沉结，小便自利，不为水而为血，其血不能自下，必攻而始下，又有抵当汤之峻攻法也。或汗出过多而并伤其阳气，则有振振擗地，肉瞤筋惕，为真武汤之证。有发汗后血液内亡，身疼痛，脉沉迟者，为桂枝加芍药生姜人参新加汤证。有发汗过多虚其心气，其人叉手冒心喜按者，为桂枝甘草汤证。有发汗后虚其肾气，脐下悸，欲作奔豚，为茯苓桂枝甘草大枣汤证。有发汗后伤其中气，不能运行升降而腹胀满，为厚朴生姜半夏甘草人参汤证。有发汗后反恶寒，阴阳两虚，为芍药甘草附子汤证。且有更发汗、小发汗，论中有论而无方，亦可以意会之。是为斡旋之法，学者宜究心焉。

卷 二

阳 明 篇

阳明主里。外候肌肉，内候胃中。

何谓阳明经证？

曰：身热，目痛，鼻干，不得眠，反恶热是也。有未罢太阳、已罢太阳之辨。

若兼见头痛恶寒，是太阳证未罢。自汗脉缓，宜桂枝汤；项背强几几，桂枝加葛根汤主之。无汗脉浮，宜麻黄汤；项背强几几，葛根汤主之。

若无头痛恶寒，但见壮热口渴，是已罢太阳，为阳明经之本证，宜白虎汤主之。

何谓阳明腑证？

曰：潮热，谵语，手足、腋下濈然汗出，腹满，大便硬是也。有太阳阳明、少阳阳明、正阳阳明之辨。

本太阳证，治之失法，亡其津液，致太阳之热乘胃燥而转属阳明。其证小便数，大便硬，《伤寒论》谓之脾约，宜麻仁丸。以上言太阳阳明之证也。

本少阳病，治之失法，亡其津液，致少阳之邪乘胃燥而转属阳明，为大便结燥。《伤寒论》谓为大便难，以蜜煎胆汁导之。以上言少阳阳明之证也。

病人阳气素盛，或有宿食，外邪传入，遂归于胃腑。《伤寒论》谓为胃家实，宜以三承气汤下之。以下言正阳阳明之证也。

阳明在经未离太阳，宜汗之；既离太阳，宜清之；在腑，审其轻重，宜下之。若在经络之界，汗之不可，清之不可，下之不可，宜用吐法。柯韵伯云：除胃实证，其余如虚热咽干，口干口苦，舌苔，腹满，烦躁不得卧，消渴而小便不利，凡在胃之外者，悉是阳明表证。仲景制汗剂，是开太阳表邪之出路；制吐剂，是引阳明表邪之出路，使心腹之浊邪上出于口，一吐则心腹得舒，表里之烦热悉除矣。烦热既除，则胃外清，自不致胃中之实，所以为阳明解表之圣剂。

《内经》云：阳明之上，燥气治之，所谓本也。本之下，中之见也。见之下，气之标也。又曰：阳明不从标本，从乎中见。从中见者，以中气为化也。又曰：阳明为阖。又《热病论》曰：二日阳明受之。阳明主肉，其脉侠鼻络于目，故身热，目痛而鼻干，不得卧也。伤寒多发热，而此独身热者，盖阳明主肌肉，身热尤甚也。邪热在胃则烦，故不得舒卧也。

《伤寒论》云：问曰，病有太阳阳明，有正阳阳明，有少阳阳明，何谓也？答曰：太阳阳明者，脾约是也。本太阳病不解，太阳之标热合阳明之燥热，以致脾之津液为其所灼而穷约[①]。正阳阳明者，胃家实是也。燥为阳明之本气，燥气太过，无中见湿土之化而实。少阳阳明者，发汗利小便，胃中燥烦而实，大便难是也。少阳之上，相火治之。少阳病误发汗，误利小便，则津液竭而相火炽盛，胃中燥实而大便难矣。

阳明之为病，胃家实也。言阳明病虽有三者之分，而其为胃家实则一也。此节为阳明病之提纲。沈尧封[②]云：胃家实，言以手按胃中实硬也。柯韵伯云：不大便利，便是胃家实。尤在泾云：伤寒腹满，便闭，潮热，转失气，手足濈濈汗出等证，皆是胃家实。三说不同，均存之以互参。

问曰：阳明外证云何？

答曰：身热，肌肉蒸蒸然。热达于外，与太阳表热不同；汗自出，热气内盛，濈濈然汗溢于外，与太阳之自汗不同。不恶寒，外寒已解；反恶热，里热已盛也。沈尧封云：此节合上一节，为阳明证一内一外之提纲，只因有胃家实之病根，即现热盛汗出之病证，不恶寒反恶热之病情，必内外俱备，方是阳明之的证。

阳明本燥而标阳，若不得中见太阴之湿化，其燥气阳热太盛，则为胃家实之病。故仲景以胃家实为此证提纲，虽有太阳阳明、正阳阳明、少阳阳明之分，

---

① 穷约：亏损、减少的意思。穷，贫乏。约，约束，节省。

② 沈尧封：名文彭，清代医学家，嘉善人。著有《医经读》《伤寒论读》《女科辑要》等书。

而其为胃家实则一也。且更合之外证自热，汗自出，不恶寒反恶热，便知胃家实证。有诸中而见诸外，愈可定其为真阳明也。其证虽有在表宜从汗解者，须知汗出多，脉微，宜桂枝汤；无汗而喘，脉浮，宜麻黄汤。二者俱太阳证而属之阳明者，以其不头痛项强故也。若恶寒已罢，二方必不可用。且阳明提纲重在里证，所以论中以此条别作一章也。

至于阳明本证，有自受证，有转属证，有邪盛证，有正虚证，有能食不能食证，有寒冷燥热证，有从枢从开证，有名同而实异、源一而流分证，治之者不得其绪，如治丝而棼之也。

何谓自受？

病起于阳明本经自为之病。其外证身热，汗自出，不恶寒反恶热，为阳明病自内达外之表证；其有得之一日不待解散，而二日恶寒自罢，即自汗出而发热，为风寒入于阳明本经之表证。此阳明自受之大略也。

何谓转属？

凡太阳病过汗亡其津液，致胃中干燥而转属者固多，亦有本太阳病，初得时发汗不彻，太阳标热之气不能随汗而泄，即与阳明燥气混为一家而转属者；亦有发热无汗，呕不能食，其时即伏，胃不和之病机，不因发汗而自濈濈然汗出为转属者，更有误下而转属者。此阳明病转属之大略也。

何以谓正虚？

本篇第十六节云：阳明病不能食，胃中虚冷，攻其热必哕，言胃腑之虚也。第十七节云：脉迟，食难用饱，饱则微烦，头眩，必小便难，此欲作谷瘅，虽下之，腹满如故。此言经脉之虚也。第十八节云：无汗，身如虫行皮中状者，虚故也。此言皮腠之虚也。论虽无方，大抵不外温补之法。第二十六节云：伤寒呕多，虽有阳明证不可攻之。以呕则胃气虚，虽有阳明实热之证，不可误攻而致死。此言胃气虚不可下也。第二十七节云：心下硬满者，不可攻之，攻之利遂不止者死。论止言心下而不及腹，止言硬满而不兼痛。且心下为阳明之膈，膈实者腹必虚。腹中之虚气闭于阳明之部，若误攻之，则谷气尽而下利死矣。此言真虚假实者不可下也。第二十八节云：面合赤色，不可攻之，攻之必发热色黄，小便不利。以阳明之脉上循于面，不知熏解之法而误攻之，则变为发热色黄，小便不利等证。此言外实内虚不可下也。须知阳明证虽以胃家实为提纲，惟不得中见太阴之湿化，阳明愈实而中见愈虚。前此注家不知从此发挥，以致患阳明证者，以白虎、承气枉死几千万人也。

何谓邪实？

论中阳明腑证皆热邪为病。然热邪散漫于内外，大渴大汗，宜用白虎逐热而生液；热邪结聚于肠胃，潮热谵语，宜用承气逐热而荡实。二方均为阳明腑病而设，误用之便致杀人。第四十一节三阳合病末一句云：若自汗出者，主用白虎汤，可以得其大要。而三承气汤各有所主：阳明证不吐不下，虽胃气不虚，而胃络上通于心，可因其心烦一证而知其胃气不和，可与调胃承气汤，二十九节已有明文也。至于大承气证，于其脉迟，则知其阳邪尽入于里阴。又于其汗出不恶寒，身重，短气，腹满而喘，五者之中更取出里证最确者曰：不恶寒而潮热。言热邪尽入于胃，必变身热为潮热也。且于里证中而知其大便硬之最确者曰：手足濈然而汗出。言胃主四肢，若大便已硬者，必通身热蒸之汗自敛而变为手足濈然之汗，方为大承气之的证。否则，不过燥屎不行，只为小承气证耳。然而，小承气亦不可以轻用也。不大便六七日，欲知其有燥屎与否，少与小承气汤试之。汤入腹中而转失气者，可再用之。若不转失气者，此为胃气之虚，初硬后溏，必致不能食而胀满，不能饮而作哕矣。论中二十九节、三十节、三十一节当潜心体玩。至于谵语，诸家皆谓邪实，然论中三十二节有实则谵语、虚则郑声之分。本节直视为精气已夺，喘满为脾肺不交，下利为脾肾不固，此皆谵语、虚脱之死候。其余自三十三节至四十三节，实邪固多，而亦不可概认为实邪之为病也。张隐庵云：凡谵语，乃心主神气内虚。言主于心，非关于胃。胃燥谵语而用承气，乃胃络不能上通于心，胃气清而脉络能通之义。仲景示以法，不可泥于法也。

何谓能食不能食？

若中风则能食，以风能鼓动阳明之气也；若中寒则不能食，以寒能拒闭阳明之气也。中寒之旨，详于第十九节；中风之旨，详于第二十节。意以寒为阴邪而下行，故无汗而小便利；风为阳邪而上行，故不恶寒而头眩。寒则呕不能食，风则能食；寒则头痛，风则咽痛。此阳明有风、寒之别也。

何谓寒冷燥热之分？

本篇第四十四节云：脉浮而迟，虚寒之脉也。其云表热者，阳明戊土不能下合少阴癸水而独主乎外也；其云里寒者，少阴癸水不能上合阳明戊土而独主乎内也；其云下利清谷者，戊癸不合而下焦生阳不升也，以四逆汤为主治。第四十五节云：胃中虚冷者，言中焦土气虚冷也。其云不能食者，中焦虚冷，失其消谷之用也；其云饮水则哕者，两寒相得而为哕也。论中未出方，而理中汤堪为主治。推之第六十节云：食谷欲呕者属阳明也，吴茱萸汤主之，与此节亦互相发明也。第四十六节云：脉浮发热者，阳明燥热在于经脉也。其云口干鼻燥者，热循经脉而乘于上焦也；其云能食则衄者，热在经脉，不伤中焦之胃气。此证正于能食，而得热在经脉之确证。经脉热甚得衄，则热有出路而解矣。推之第六十节食谷则呕后半节云，得汤反剧者，属上焦也。上焦主火热而言，与此节亦互相发明也。

何谓从枢从开？

《内经》云：太阳为开，阳明为阖，少阳为枢。三经者不得相失也，使阳明而终于阖则死矣。然则何法以致其开？一则从少阳之枢以转之。四十七节云：下之后，外热，手足温，不结胸，心中懊侬，饥不能食，但头汗出者，是阳明阖，其气不交于上下也，以栀子豉汤主之。四十八节云：发潮热，大便溏，小便自可，胸胁满不去者，是阳明阖，其气不涉于大小二便，止逆于胸胁之间，以小柴胡汤主之。且小柴胡汤，时医止知为少阳之方，而不知为阳明之要方也。四十九节云：阳明病胁下硬满，言不得少阳之枢，则下焦不通而为不大便；中焦不治，胃气不和而为呕；上焦不和，火郁于上，其舌上现有白苔，可与小柴胡汤。上焦得通，津液得下，胃气因和，身濈然汗出而解，所以从枢以转之者此也。一则从太阳之开以出之。五十节阳明中风，脉弦浮大而短气，共九十三字，解详《浅注》。病过十日，又当三阴受邪，若脉续浮者，知其不涉于阴，仍欲从少阳之枢而出。若脉但浮而别无余证者，是病机欲从太阳之开，可与麻黄汤以助之。若不尿，腹满加哕者，是不从少阳之枢、太阳之开，逆于三阴，为不治之证。所谓从开以出者此也。

何谓名同而实异？

《内经》云：人之伤于寒也，则为热病。二日阳明受之，其脉侠鼻，络于目。所云身热，目痛，鼻干，不得眠，是止就阳明经病之一端而言。仲景以胃家实提纲，是该内外证治之全法而立论也。后人妄用升麻葛根汤，反发阳明之汗，上而鼻衄，下而便难，是引贼破家矣。此所谓名同而实则异也。

何谓源一而流分？

阳明原主气，而蓄血证则主血；阳明原主燥，而发黄证则合湿。五十五节云：阳明证，其人喜忘，必有蓄血。屎虽硬，大便反易，其色必黑，抵当汤主之。七十五节云：病人无表里证，发热七八日，虽脉浮数者，可下之。言病在阳明之络，络则无涉于表里也。发热而不恶寒，下之所以泄其热也。假令已下，脉浮已解而数不解，知其热不在气而在血，不在阳明之经而在阳明之络。论名合热，其合有二：一合于中，则为消谷善饥，至六七日不大便，其血必瘀于中，宜抵当汤以攻之；一合于下，则为下利不止，必协[①]热而便脓血，虽未出方，大抵温剂不外桃花汤，寒剂不外白头翁汤之类。同一阳明证，而又有发黄者。第二十一节云：阳明病无汗，小便不利，心中懊侬者，身必发黄。二十二节云：阳明病被火，额上微汗出，小便不利者，必发黄。此言湿热郁于中土也。七十六节云：伤寒发汗已，身目为黄，为寒湿在里。意者湿热之黄可下，而寒湿之黄不可下。虽未出方，大抵五苓散加茵陈蒿为近是。七十七节云：伤寒七八日，身黄如橘

---

① 协：原作“胁”，据文义改。

子色，小便不利，腹微满者，茵陈蒿汤主之。此言湿热郁于里而为黄，以大黄合茵陈蒿导之从小便出也。七十八节云：伤寒身黄发热者，栀子柏皮汤主之。言湿热已发于外，全无里证，取柏皮以走皮，以三味色黄以治黄也。七十九节云：伤寒瘀热在里，身必发黄，麻黄连翘赤小豆汤主之。此言伤寒表证未解，而湿热瘀于里而形于外，藉麻黄以取发汗也。此所谓源一而流则分也。

至于治法，阖者恐其终阖，实者虑其大实，故以三承气汤之重剂为主，麻仁丸为润下之轻剂也，蜜煎导为外取之尤轻者也。其调胃承气汤，方中芒硝上承火气，大黄下通地道，不用枳、朴之破泄，而用甘草之和中，所以名为调胃也。其小承气汤，专取通其燥屎，故不用芒硝之上承火气，配不炙之枳、朴而疏达壅滞。多与为攻，少与为和，故名之曰小也。若夫大承气汤，乃大无不该，主承通体之火热而下行。凡血气瘀滞、聚邪宿食，无不一扫而净，为下剂之最重者。用之得法，可以起死回生；倘若一误，则邪去而正亦亡矣。所以三十一节言，欲与大承气汤，先少与小承气汤，若转失气为有燥屎，方以大承气汤攻之。与三十六节言欲与大承气汤，即以小承气汤为试，其义相通。详于《浅注》。若大便硬，忽见小便数少，以津液当还入胃中，不久自下，不必攻之。详于二十五节，当细味之。三十九节言：汗出谵语，以燥屎在胃中，此为风也。过经乃可下之，下之若早，语言必乱。无非谆谆然不可轻下、不可早下之意。陶节庵云：痞、满、燥、实、坚五者全具，方可用之。此语虽曰未粹，亦堪为鲁莽者脑后下一金针也。然论中急下三条却不在痞、满、燥、实、坚五证。第七十节云：伤寒六七日，目中不了了，睛不和，无表里证，大便难。无里证，故大便不硬，但觉其难；身微热者，无表证，故身无大热而止微热。此为实也，急下之，宜大承气汤。此言悍热之气上走空窍也。七十一节云：阳明病，发热汗多者，急下之。止发热汗出，无燥渴硬实之证，而亦急下之者，病在悍气无疑矣，宜大承气汤。此言悍热之气内出而迫其津液外亡也。七十二节云：发汗不解，腹满痛者，急下之，宜大承气汤。此言悍热不上走于空窍而下循于脐腹也。三者之外，虽无急下之明文，亦有不可姑缓者。七十三节云：腹满不减，减不足言，当下之，宜大承气汤。言在阳明无形之悍气，从肓膜而聚有形之胸腹，又与阳明之本气不同也。盖此证初患皆为病不甚重，病家、医家往往不甚留意。若过读薛立斋、张景岳及老村学先生多阅八家书者，为之主方，其死定矣。阳明篇此证最为难治。其余各证皆可于本篇按法而施方治，自无难事。善读者当自领之，不能以笔楮罄也。

门人问曰：时贤柯韵伯谓阳明表证身热自汗，不恶寒反恶热，此因内热外发，以栀子豉汤因势吐之。

后人认不出阳明表证，既不敢用麻、桂，又不知用栀、豉，必待热深热极，始以白虎、承气投之，是不知仲景治阳明之初法，遂废仲景之吐法。立说甚超，夫子以为何如？

曰：栀子豉汤治心烦，胸中懊侬，不眠等症，堪为阳明证初患未实者之要药。善用之，自有左宜右有[①]之妙。但云因势吐之，是因前人之误，反失栀子豉汤立方之本旨。且以瓜蒂散之涌吐，亦移入阳明篇中，更失之远矣。其自撰出上越、中清、下夺为治阳明三大法，试问阳明篇何尝有涌吐之条乎？

门人又问曰：发汗、利小便为阳明之大禁，然乎？否乎？

曰：此为正论，但不可泥矣。五十二节、五十三节麻黄、桂枝二汤已有明文。且五十八节桂枝汤与大承气汤为一表一里之对峙，以脉实宜下，脉浮虚宜汗。六十二节：病人不恶寒而渴者，此转属阳明也。小便数者，大便必硬，不更衣十日无所苦也。渴欲饮水，少少与之，但以法救之。渴者宜五苓散。意者十日无所苦，承气汤既不可用，饮水亦不至数升，白虎加人参汤又非所宜，惟以五苓散助脾气以转输，多饮暖水以出汗，则内外俱松矣。读此可知禁汗为正治之法，而发汗原为除热以存津液起见，亦为权宜之法也。四

① 左宜右有：即左右逢源的意思。这里指栀子豉汤用之得当，能应手取效。

十三节云：若脉浮发热，渴欲饮水，小便不利者，猪苓汤主之。意者利水之中寓以育阴，不失阳明之治法。而后半节又云：阳明病，汗出多而渴者，不可与猪苓汤，以汗多胃中燥，猪苓汤复利其小便故也。读此可知利水原为清火以存津液起见，是为权宜之妙用。若汗出不多者可与，汗出多者不可与。以汗之与溺同出而异归，权宜中又以正治之法为重也。

卷　三

少 阳 篇

少阳主半表半里。

何谓少阳经证？曰：口苦，咽干，目眩是也。有虚火、实火二证之辨。

寒热往来于外，胸胁苦满，默默不欲食，心烦喜呕，为虚火证。宜小柴胡汤。

寒热往来于外，心中痞硬，郁郁微烦，呕不止，为实火证。宜大柴胡汤。

何谓少阳腑证？曰：少阳主寒热。属于半表则为经，属于半里则为腑。其证虽无寒热往来于外，而有寒热相搏于中，有痞、痛、利、呕四证之辨。

因呕而痞不痛者，半夏泻心汤。

胸中有热而欲呕，胃中有邪气而腹中痛，宜黄连汤。

邪已入里，则胆火下攻于脾而自利，宜黄芩汤。

胆火上逆于胃而为呕，宜黄芩加半夏生姜汤。

以上四方，寒热攻补并用，仍不离少阳和解法。

经云：少阳之上，相火治之，所谓本也。本之下，中之见也。见之下，气之标也。又曰：少阳从本。又曰：少阳为枢。又《热病论》曰：三日少阳受之。少阳主胆，其脉循胁络于耳，故胸胁痛而耳聋。其经脉出耳前后，下循胸胁，故为胁痛、耳聋等证。

《伤寒论》云：少阳之为病，口苦，苦从火化；咽干，火胜则干；目眩，风火相煽则眩也。此节为少阳证之提纲，主少阳之气化而言也。柯韵伯云：口、咽、目三者，不可谓之表，亦不可谓之里，是表之入里、里之出表处，所谓半表半里是也。三者能开能合，恰合枢机之象。苦、干、眩三者，皆相火上走空窍而为病也。此病自内之外，人所不知，惟病人自知。诊家所以不可无问法。三证为少阳病机兼风火杂病而言。

少阳标阳本火。标本不异，故从本。经云：少阳为甲木，主风火之为病。论中止十节。第一节言口苦，咽干，目眩，为少阳之总纲，皆就气化而言也。以下补言经脉。第二节云少阳中风两耳无所闻者，以少阳之脉从耳后入耳中，出走耳前也；目赤者，以少阳之脉起于目锐眦也；胸中满而烦者，以枢不运则满，相火合于君火则烦也；不可吐下者，恐伤上下二焦之气也；吐下则悸而惊者，以手少阳三焦合于手厥阴心包，足少阳胆合于足厥阴肝，吐则伤心包而为悸，下则伤肝而为惊也。此少阳自受之风邪，戒其不可吐下，从总纲中分出一纲也。第三节云：伤寒脉弦细者，以弦为少阳之本脉，而细则为寒邪伤经之脉也。头痛发热属少阳者，以少阳之脉上头角而为痛，少阳之火发于外而为热。此属少阳自受之寒邪也。不可发汗，发汗则谵语者，以少阳主枢而不主表。若发表汗，则耗伤其津液，以致胃不和而谵语，故特申之曰此属胃，言所以运此枢者胃也。胃和则愈，胃不和则烦而悸者，言胃和则能转枢而病愈，胃不和则手少阳三焦之火气上逆而为烦，足少阳胆气失职而为悸也。此少阳自受之寒邪，戒其不可发汗，从总纲中又分出一纲也。但二者为少阳自受之风寒，而更有少阳转属之风寒，又从总纲中续分出一纲。第四节云：本太阳病不解，转入少阳者，转入即转属，言少阳病自受外而又有转属之证也。胁下硬满者，以少阳之脉其直者从缺盆下腋，循胸，过季胁也；干呕不能食者，以木火相通而胆喜犯胃也；往来寒热者，以少阳居表里之间，进而就阴则寒，退而从阳则热也。此三句为少阳病大略。尚未吐下者，以未经吐下，犹幸中气之未伤也。脉沉紧者，以邪气向内则沉；太阳伤寒，其本寒，与少阳火相搏则脉紧。言外可悟太阳中风其标阳，与少阳相合则脉缓。既入少阳，无论伤寒、中风，皆为枢逆于内不得外达，均宜小柴胡汤达之。故曰与小柴胡汤。见汗、吐、下皆非所宜，惟此汤为对证之的剂也。然而汗、吐、下三禁外，又有温针为尤忌。第五节云：若已吐、下、发汗、温针，谵语，柴胡汤证罢，此为坏病者，承上节尚未吐、下句而言。庸医误行吐、下，且更发汗、温针，大伤中气，竭其胃液而谵语，其胁下鞕满，干呕不能食，往来寒热之柴胡汤证反罢，胃坏全无枢象，正与第三节所言属胃、胃和则愈之旨相反。故特儆之曰：此为坏病也。知犯何逆，以法治之者，言病无枢象，断不可用小柴胡之枢药，当知所犯何逆而救治之也。且也自受、转属、误治证，各节既详其义，而合病之脉证不可不明，传经之同异不可不讲，欲已、欲解之日时不可不知。曷言合病？第六节云：三阳受病，脉浮大上关上，但欲眠寐者，以太阳之浮，阳明之大，二脉俱上于少阳之关上，则二阳之气不得少阳枢转，而俱行于阴，故但欲眠寐也。目合则汗者，以开目为阳，合目为阴，阳气乘目合之顷内行于阴，则外失所卫而汗出也。曷言传经？第七节云：伤寒六七日，无大热，其人烦躁者，此为阳去入阴故也。盖以七日来复于太阳，太阳与少阴，一腑一脏，雌雄相应之道也。若少阳病当太阳主气之期，枢有权则外转而出，枢失职则内入而深。去太阳则身无大热，入少阴则其人烦躁。此表里相传之义也。第八节云：伤寒三日，三阳为尽，三阴当受邪，其人反能食而不呕者，此为三阴不受邪也。盖以三日为三阳之终，太阴为三阴之首。能食不呕，太阴不受邪，便知三阴俱不受邪。此以次第相传之义也。曷言欲已之日？第九节云：伤寒三日，少阳脉小者，为欲愈也。言少阳本弦之脉转而为小，小则病退，其病欲已，不但三阴不受邪也。曷言欲解之时？第十节云：少阳病欲解时，从寅至辰上。盖以少阳之气旺于寅卯，至辰时则其气已化，阳气大旺，正可胜邪故也。

少阳全篇止此十节，而病之源流分合无有弗备，治之经权常变无有弗该，熟读而玩味之，方知其妙。

门人问曰：少阳篇止十节，夫子逐节引其原文，析其疑义，与各家之妄逞臆见及画蛇添足者不同。第有论无方，学者无从摸索。本篇中止于第四节云：本太阳病不解，转入少阳者，与小柴胡汤一方。其实此方详于太阳篇中，与阳明篇及各篇亦有之，未可谓为少阳之专方。然则治少阳病将何从下手乎？曰：太阳篇伤寒五六日中风，往来寒热，胸胁苦满，默默不欲食，心烦喜呕，以此数证为小柴胡之的证。其余兼证尚在或然或不然无定之间，统以小柴胡汤主之。论中谓有柴胡证，但见一证便是，不必悉具，即此意也。以下凡十五节，皆论柴胡汤之证治，不可谓为少阳之正方。然少阳主风火之气，而所重在枢。柴胡为转枢之药，故后人取之以为和解之方，汗下俱在所药[①]也。然和解中亦兼及汗下，时贤谓为权变法。大抵证兼太阳之表，则宜兼汗；证兼阳明之里，则宜兼下。如柴胡加桂枝汤、柴胡加芒硝汤、大柴胡汤、柴胡桂枝汤

---

① 药：疑为“禁”之误。

等方是也。然寒热游行于外，则有柴胡等法；而寒热互搏于中，则为痞、呕，又有诸泻心汤、黄连汤、黄芩汤等法。柯韵伯《论翼》已详言之。至于少阳为枢，而所以运此枢者胃也。小柴胡汤中之参、枣，是补胃中之正气以转枢；柴胡龙骨牡蛎汤，是驱胃中之邪气以转枢。补正即所以驱邪，驱邪即所以补正。一而二之，二而一之，不可姑待其枢折而救治无及也。且也黄芪[①]一味得初阳之气，初阳者，少阳也。手少阳三焦之气上逆，则为烦；足少阳胆气失职，则为悸。凡少阳枢折之坏证，必重用此药以救之也。

少阳寒热往来，病形见于外；苦、喜、不欲，病情得于内。有"苦、喜、欲"三字，非真呕、真满、真不能饮食也。看"往来"二字，即见有不寒热时。往来寒热，胸胁苦满，是无形之表；心烦喜呕，默默不欲食，是无形之里。其或胸中烦而不呕，或渴，或腹中痛，或胁下痞硬，或心下悸，小便不利，或咳者，此七证皆偏于里。惟微热为在表，皆属于无形；惟胁痛、痞硬为有形，皆风寒通证；惟胁下痞硬属少阳。总是气分为病，非有热实可据，故从半表半里之治法。

少阳为游部。其气游行三焦，循两胁，输腠理，是先天真元之正气。正气虚，不足以固腠理，邪因其开，得入其部。少阳主胆，为中正之官，不容邪气内

---

① 黄芪：应是柴胡。柴胡入肝、胆、三焦经，是少阳病主药。

犯，必与之相搏，搏而不胜，所以邪结胁下也。邪正相争，即往来寒热；更实更虚，所以休作有时；邪实正虚，所以默默不欲饮食。仲景于表证不用人参，此因邪正分争，正不胜邪，故用之扶元气，强主以逐寇也。若外有微热而不往来寒热，是风寒之表未解，不可谓之半表，当小发汗，故去参加桂。心烦与咳，虽逆气有余而正气未虚，故去人参。如太阳汗后身痛而脉沉迟，与下后协热利而心下硬，是太阳之半表里证也。表虽不解，里气已虚，故参、桂并用。是知仲景用参，皆是预保元气。更有脉证不合柴胡者，仍是柴胡证。本论云：伤寒五六日，头汗出，微恶寒，手足冷，心下满，口不欲食，大便硬，脉细者，此为阳微结，半在里半在表也。脉虽沉紧，不得为少阴病者，阴不得有汗。今头汗出，故知非少阴也，可与小柴胡汤。此阳微结之治法也。夫阴不得有汗，亦须活看。然亡阳与阴结，其别在大便：亡阳则咽痛、吐利；阴结则不能食而大便反硬也。亡阳与阳结，其别在汗：亡阳者卫气不固，汗出必遍身；阳结者邪热闭结郁，汗止在头也。且阳微结者，谓少阳阳微，故不能食而大便硬为的证，非若纯阳结为阳明阳盛，以能食而大便硬为的证，则阳结、阳微结之辨又在食也。故少阳之阳微结证，欲与小柴胡汤，必究其病在半表。然微恶寒亦可属少阴；但头汗出，始可属少阳，故反复讲明头汗之证，可与小柴胡而无疑也。所以然者，少阳为枢，少阴亦为枢，故见证多相似。必于阴阳、表里辨之真而审之确，始可以一剂而瘳。此少阳、少阴之疑似证，又柴胡证之变局也。

胁居一身之半，故胁为少阳之枢。岐伯曰：中于胁则下少阳，此指少阳自病。然太阳之邪欲转属少阳，少阳之邪欲归并阳明，皆从胁转。如伤寒四五日，身热恶风，头项强，胁下满者，是太阳少阳并病，将转属少阳之机也，以小柴胡汤与之，所以断太阳之来路。如阳明病，发潮热，大便溏，小便自可，胸胁满而不去者，是少阳阳明并病，此转属阳明之始也，以小柴胡汤与之，所以开阳明之出路。若据此次第传经之说，必阳明而始传少阳，则当大便硬而不当大便溏；当曰胸胁始满，不当曰满而不去矣。又阳明病胁下硬满，大便硬而呕，舌上白苔者，此虽已属阳明，而少阳之证未罢也。盖少阳之气游行三焦，因胁下之阻隔，合上节[1]之治节不行，水精不能四布，故舌上有白苔而呕。与小柴胡汤转少阳之枢，则上焦气化始通，津液得下，胃不实而大便自输矣。身濈然而汗出解者，是上焦津液所化，故能开发腠理，熏肤，充身，泽毛，若雾露之溉，与胃中邪热证不同，故以小柴胡汤主之。所谓枢机之象，宜熟玩者也。

---

① 上节：就是上焦，指肺。

卷 四

太 阴 篇

太阴为湿土，纯阴之脏也。病入太阴[①]，从阴化者多，从阳化者少。

何谓太阴之邪从阴化？《伤寒论》云：腹满，吐食，自利，不渴，手足自温，时腹自痛是也。宜理中丸、汤主之。不愈，宜四逆辈。

何谓[②]太阴之邪从阳化？《伤寒论》云：发汗后不解，腹痛，急下之，宜大承气汤是也。又曰：腹满时痛，属太阴也。时痛者，谓腹时痛时止，桂枝加芍药汤主之。大实痛者，大便坚实而痛，桂枝加大黄汤主之。

《内经》云：太阴之上，湿气治之，所谓本也。本之下，中之见也。见之下，气之标也。又曰：太阴从本。又曰：太阴为开。又《热病论》曰：四日太阴受

---

① 病入太阴：原在正文之首，据文义改。

② 何谓：原作"病入"，据文义改。

之。太阴脉布胃中，络于嗌，故腹满而嗌干。

《伤寒论》云：太阴之为病，腹满而吐，食不下，自利益甚，时腹自痛。若下之，必胸下结硬。

按：《伤寒论》太阴病脉证只有八条，后人谓为散失不全及王叔和之变乱，而不知八条中有体、有用、有法、有方。真能读者则取之无尽、用之不竭矣。所可疑者，自第一节提纲外，其第二节云太阴中风证四肢烦疼等句，言其欲愈之脉，而不言未愈时何如施治。第三节云：太阴病欲解时，从亥至丑止。以太阴主开，地辟于丑，故愈于其时也。第四节云：太阴病脉浮者，可发汗，宜桂枝汤。而不言脉若不浮如何施治。惟于第五节云：自利不渴者，属太阴，以其脏有寒故也，当温之，宜服四逆辈。曰辈者，凡理中汤、通脉四逆汤、吴茱萸汤之类，皆在其中。第六节云：伤寒脉浮而缓，手足自温者，系在太阴。太阴当发黄，若小便自利者，不能发黄。至七八日，虽暴烦，下利日十余行，必自止。以脾家实，腐秽当去故也。第七节云：太阴病，医反下之，因而腹满时痛者，桂枝加芍药汤主之；大实痛者，桂枝加大黄汤主之。第八节云：太阴为病，脉弱，其人续自便利，设当行大黄芍药者宜减之。以其人胃气弱易动故也。此外并无方治。以为少则诚少矣，而不知两节两出其方，大具经权之道，宜分两截看。

仲景所谓太阴证，与《内经》人伤于寒为热病，腹满嗌干证不同。提纲皆言寒湿为病，以四逆汤为治内正法，桂枝汤为治外正法。自第一节至第五节，一意浅深相承，不离此旨，所谓经也，此为上半截。

第六节言伤寒脉浮而缓，手足自温十二句，意者太阴以中见为主。以上五节，言不得中见之寒证。若中见太过，太阴湿土不与寒合而与热合，若小便利，则不发黄；若暴烦下利，则腐秽当去，是常证之外，略有变局。另作一小段，承上即以起下。第七节言太阳病误下，转属太阴，腹满时痛，大实痛者，以桂枝加芍药加大黄为主治。一以和太阴之经络，变四逆辈之温而为和法，变桂枝汤之解外而为通调内外法，是于有力处通其权也；一以脾胃相连，不为太阴之开，便为阳明之合，既合而为大实痛，不得不借阳明之捷径以去脾家之腐秽，要知提纲戒下，原因腹时痛而言。此从正面审到对面以立法。又于暴烦下利十余行自止节，言其愈尚未言方。此从腐秽既下后，而想到不自下时之治法，是于无方处互明方意以通权。此为下半截。

总而言之，四逆辈、桂枝汤及桂枝加芍药、桂枝加大黄汤，皆太阴病之要剂。若不渴，则四逆辈必须；若脉弱，则芍、黄等慎用。脉浮有向外之势，桂枝汤之利导最宜。烦疼当未愈之时，桂枝加芍药汤亦可通用。原文虽止八条，而诸法无有不具。柯韵伯等增入厚朴生姜半夏甘草人参汤、白散、麻仁丸等方，欲广其用，反废其活法。大抵未读圣经之前，先闻砭剥[①]叔和之语，谓非经文，无不可以任意增减移易，致有是举耳。

按：沈尧封云：太阴、阳明俱属土，同主中州，病则先形诸腹。阳明为阳土，阳道实，故病则胃家实而非满也；太阴为阴土，阴道虚，故病则腹满而不能实也。凡风、燥、热三阳邪犯阳明，寒与湿二阴邪犯太阴。阳邪犯阳则能食而不呕，阴邪犯阴则不能食而吐。阳邪犯阳则不大便，阴邪犯阴则自利。证俱相反可认。若误下则胃中空虚，客气动膈，在阳邪则懊侬而烦，在阴邪则胸下结硬。倘再误攻，必致利不止而死。此太阴病之提纲。凡称太阴，俱指腹满言。

按：柯韵伯云：《内经》云太阴脉布胃中络于嗌，故腹满嗌干。此热伤太阴，自阳部注经之证，非论中所云太阴自病也。仲景以太阴自病为提纲，因主阴主内，故提纲中不及中风四肢烦疼之表；又为阴中之至阴，故提纲中不及热病嗌干之证。太阴为开，又阴道虚，太阴主脾所主病。脾主湿，又主输，故提纲中主腹满时痛而吐利，皆是里虚不固，湿胜外溢之证也。脾虚则胃亦虚。食不下者，胃不主纳也。要知胃家不实，便是太阴病。

---

① 砭剥（pū 朴）：指责、攻击的意思。剥，通“扑”，打击。

卷　五

少阴篇

少阴肾中水火同具，邪伤其经，或从水化而为寒，或从火化而为热。二症俱以脉沉细，但欲寐为提纲。

何谓少阴之邪从水化而为寒？曰：脉沉细而微，但欲寐，背恶寒，口中和，腹痛，下利清谷，小便白是也。宜用回阳法。而回阳中首重在温剂，又有交阴阳、微发汗，共成三法。

少阴病，寒邪始伤，是当无热，而反发热，为太阳之标阳外呈；脉沉，为少阴之生气不升。恐阴阳内外不相接，故以熟附助太阳之表阳而内合于少阴；麻、辛启少阴之水阴而外合于太阳。仲景麻黄附子细辛汤非发汗法，乃交阴阳法。以上言交阴阳法也。

少阴病自始得以至于二三日俱无里症，可知太阳之表热非汗不解，而又恐过汗以伤肾液，另出加减法，取中焦水谷之津而为汗，则内不伤阴，邪从表解矣。仲景麻黄附子甘草汤变交阴阳法而为微发汗法。以上言微发汗法也。

手足厥冷，吐利，小便复利，下利清谷，内寒外热，脉微欲绝者，宜四逆汤。

里寒外热，面赤，或腹痛，或干呕，或咽痛，或利止脉不出，汗出而厥，宜通脉四逆汤。

少阴下利，宜白通汤。利不止，厥逆无脉，干呕，烦，白通加猪胆汁汤主之。服药后，脉暴出者死，微续者生。汗下后不解，烦躁者，茯苓四逆汤主之。

少阴病二三日不已，至四五日，腹痛，小便不利，四肢沉重疼痛，自下利，此为水气，宜真武汤。咳，呕，小便利，下利四症，或有或无，因症下药，当于《浅注》细玩之。

少阴病得之二三日，口中和，其背恶寒者，太阳之阳虚，不与少阴之君火相合，当灸之。又身体痛，君火之气不能周遍于一身；手足寒，君火之气不能充达于四肢；骨节痛，君火之神机不能游行以出入；脉沉者，君火之神机不能自下而上。一为阳虚，责在太阳之阳气虚，不能内合；一为阴虚，责在少阴之君火内虚，神机不转，皆以附子汤主之。

少阴病吐、利，神机不能交会于中土；手足逆冷，中土气虚不能达于四肢；烦躁欲死者，少阴神机挟寒而逆于经脉，心脉不能下交于肾则烦，肾脉不能上通于心则躁，吴茱萸汤主之。以上用温剂法也。

何谓少阴之邪从火化而为热？曰：脉沉细而数，但欲寐而内烦外躁；或不卧，口中热，下利清水，小便赤是也。宜用救阴法，而救阴中又有补正、攻邪之异。

少阴病二三日，咽痛者，可与甘草汤；不差，与桔梗汤。

少阴病，咽中伤，生疮，不能语言，声不出者，苦酒汤主之。

少阴病，咽中痛，半夏散及汤主之。

少阴病，下利，咽痛，胸满，心烦者，猪肤汤主之。

少阴病得之二三日以上，心中烦不得卧，黄连阿胶汤主之。

少阴病，下利六七日，咳而呕渴，心烦不得眠者，猪苓汤主之。

少阴病二三日至四五日，腹痛，小便不利，下利便脓血，桃花汤主之。

以上皆以补正为救阴法也。

少阴病得之二三日，口燥舌干者，急下之，宜大承气汤。热淫于内，因而转属阳明，胃火上炎，故口燥舌干。急下之，谷气下流，津液得升矣。

少阴病六七日，腹胀不大便者，急下之，宜大承气汤。得病六七日，当解不解，津液枯涸，因转属阳明，故腹胀不大便。宜于急下者，六七日来阴虚已极，恐土实于中，心肾不交而死也。

少阴病自利清水，色纯青，心下必痛，口干燥者，急下之，宜大承气汤。是土燥火炎，脾气不濡，胃气反厚[①]，水去而谷不去，故宜急下。

以上皆以攻邪为救阴法也。

《内经》云：少阴之上，火气治之，所谓本也。本之下，中之见也。见之下，气之标也。又曰：少阴从标从本。又曰：少阴为枢。又《热病论》曰：五日少阴受之。少阴脉贯肾，络于肺，系舌本，故口燥舌干而渴。

《伤寒论》曰：少阴之为病，脉微细，但欲寐也。微者，体薄而不厚也，为手少阴神病；细者，形窄而不宽也，为足少阴精病。病在阴则欲寐，在阳则不得寐，故曰但欲寐。此为枢象，少阴症之总纲也。柯韵伯云：少阳为阳枢，少阴为阴枢。枢机不利，故欲寐，与少阳喜呕。呕者欲出，阳主外也；寐者主入，阴主内也。喜呕是不得呕，欲寐是不得寐，皆在病人意而得枢机之象如此。又云：但欲寐即是不得眠。然但欲寐是病情，乃问而知之；不得眠是病形，可望而知之。欲寐是阴虚，不得眠是烦躁，故治法不同。

按：少阴本热而标寒，其病或从本而为热化，或从标而为寒化，与太阳一例。第一节言微细之病脉，但欲寐之病情，兼水火、阴阳、标本、寒热而提其总纲也。以下共四十四节，皆本此而立论。然他经提纲皆是邪气盛则实，少阴提纲俱指正气夺则虚，以少阴

---

① 胃气反厚：指胃肠实积。厚，壅滞。

为人身之根本也。所以第二节即言上火下水虚而未济，第三节即言外阳内阴虚而不交，第四节、第五节又言不可发汗，第六节又就脉而言不可下。无非著眼于“虚”之一字，而以根本为重也。

今再详第二节。原文云“少阴病欲吐不吐，心中烦，但欲寐”三句，指初病时水火不济，已具枢病之象。又云“五六日，自利而渴，属少阴也，虚故引水自救”四句，方指出五六日为少阴主气之期。火不下交则自利，水不上交而作渴，属少阴之虚，为寒热俱有之症。又云“若小便色白者，少阴病形悉具。小便白者，以下焦虚有寒，不能制水，故令色白也”六句，分出小便色白，始为少阴阴寒之病形悉具。言外见少阴热化之病，邪热足以消水，其小便必赤。此寒热之几微当辨也。其第三节原文云“病人脉阴阳俱紧，反汗出者，亡阳也，此属少阴”四句，以诸紧为寒，阴不得有汗，今反汗出，此属少阴阴盛于内，阳亡于外，阴阳不交之故也。又云“法当咽痛而复吐利”二句，以阴阳不交，则阳自阳而格绝于外，其咽痛为假热之象；阴自阴而独行于内，其吐利为真寒之症。此寒热之真假当分也。其第四节原文云“少阴病，咳而下利，谵语者，被火气劫故也。小便必难，以强责少阴汗也”六句，言少阴上咳下利之症。被火则精竭神越而谵语，小便必难，戒其勿发少阴汗，虑其虚也。其第五节原文云“少阴病，脉沉细数，病为在里，不可发汗”三句，言少阴自有表里：脉沉而发热，为少阴表，有麻黄附子细辛汤法；脉细而沉数而不发热，为少阴里，不可发汗。其第六节云“少阴病脉微，不可发汗，亡阳故也。阳已虚，尺脉涩弱者，复不可下之”六句，言脉微为亡阳，不可发汗以伤阳。若兼见尺脉弱涩为亡阴，更不可复下以伤阴。自第二节至此，皆著眼于“虚”之一字以立论也。

请再言欲愈之症。第七节大旨以脉紧为寒，至七八日紧去，而发烦，自下利，脉微，手足温，此少阴之寒得阳明之热，为戊癸之合化而愈也。第八节大旨，下利自止，得手中温之吉候，虽恶寒踡卧而可治，以其得中土之气而愈也。第九节提出自烦欲去衣被，虽恶寒而蜷可治，以得君火之气而可治也。第十节少阴中风，风为阳邪，阳寸应浮，阴尺应沉。大旨以阳得微而外邪不复入，阴得浮则内邪从外出而欲愈。言外见中风而可推及伤寒矣。第十一节言少阴病欲解时，从子至寅时上二句指出，阳生于半子而病解，并结上数节少阴得阳则解之义也。

虽贵得阳，阳者，太阳之标阳也。既知得标阳之热化则生，亦当知热化太过而亦成病。第十二节云：少阴病吐，利，手足不逆冷反发热者不死。言少阴而得太阳之标阳也。又云：脉不至，灸少阴七壮。言不得太阳标热之化而下陷，灸之以启在下之阳也。第十三节云：少阴病八九日，一身手足尽热者，以热在膀胱，必动便血也。言少阴热化太过，移于膀胱。膀胱主外，为一身发热；膀胱为胞之室，胞为血海，热邪内干而为便血也。第十四节云：少阴病但厥无汗，热化太过而行于里而为厥。若强发之，必动其血，未知从何道来，或从口、鼻，或从目出，是名下厥上竭，为难治。言少阴热化太过而厥，误汗反增其热。盖主《内经·厥论》“起于足下”，以阳气①起于足五趾之里。今误发少阴汗，激动少阴热化之邪自下逆上，名曰厥。少阴原为少血之脏，动其阴血而脱出，名曰上竭，为难治之症。

若夫不得太阳标阳，则为阴寒之症，不止难治，而为不治之死证。自第十五节以及第二十节各有妙义。第十五节云：少阴病，恶寒身蜷而利，手足逆冷者不治。盖以少阴之脉起足心，至俞府，行身之前，外呈而为寒，内陷而为利。真阳绝，不行于手足而为逆冷。此言少阴之寒，不得太阳标阳之死症也。第十六节云：少阴病，吐，利，躁烦，四肢逆者死。盖以少阴上下、水火、阴阳之气，全赖中土以交合。今吐利以躁烦，阴阳、水火之气顷刻离决；四肢逆冷，土气已绝，此言少阴不得中土之交之死症也。第十七节云：少阴病，下利止而头眩，时时自冒者死。盖以阴竭于下而利止、阳亡于上而眩冒为死症，利不止而眩冒更为死症。言

① 阳气：当是“阴气”之误。

阴阳不得倚附也。第十八节云：少阴病，四逆恶寒而身蜷，脉不至，不烦而躁者死。此言少阴有阴无阳之死症也。第十九节云：少阴病六七日，息高者死。此言少阴生气上脱之死症也。第二十节云：少阴病，脉微细沉，但欲卧，汗出不烦，自欲吐。此十七字为一截，言少阴阴寒恒有之脉症也。其云：至五六日自利，复烦躁不得卧寐者死。此十五字又为一截。少阴病以五六日为生死之关，若至五六日云云，是真寒反为假热，阳被阴迫而飞越。此言少阴阳气外脱之死症也。

自章首至此凡二十节，论少阴症之全体已备，但未详其标本、寒热、阴阳、水火、神机枢转、上下出入之理。自二十一节至四十三节，发明其旨而并出其方，读者不可一字放过。此又少阴之大用也。

曷言标本？少阴标寒而本热，与太阳本寒而标热，为雌雄表里之相应。二十一节云：少阴病始得之，反发热脉沉者，麻黄附子细辛汤主之。言少阴脉沉不当发热，今反发热，是太阳标阳陷于少阴而为热，宜以此汤交和其内外也。二十二节云：少阴病得之二三日，麻黄附子甘草汤微发汗。以二三日无里症，故微发汗也。言二三日值少阳主气之期，阴枢藉阳枢之力，可用此汤微发其汗。又申之曰：以二三日无少阴之里症，止见太阳之表症故也。要知太阳阳虚不能主外，内伤少阴之气，便露出少阴底板；少阴阴虚不能主内，外伤太阳之气，便假借太阳之面目。所以太阳病而脉反沉，用四逆以急救其里；少阴病而表反热，用麻、辛以微解其表。此表里轻重两解法也。故始得之不发汗，得之二三日微发汗。用细辛非发汗，用甘草乃发汗。此旨不可与浅人语也。然二十一节、二十二节合脏腑雌雄而浅深言之，二十三节、二十四节、二十五节就少阴本经分标本而对待言之。其云少阴病得之二三日以上，心中烦不得卧，黄连阿胶汤主之。言少阴本热之病，二三日随三阳主气之期而化热，此少阴本热之症也。其云少阴病得之二三日，口中和，其人背恶寒者，当灸之，附子汤主之。言少阴君火之用弗宣，病在上焦阳中之阳，为阳虚。其云少阴病，身体痛，手足寒，骨节痛，脉沉者，附子汤主之。言少阴生阳之气不用，病在下焦水中之阳，为阴虚[①]，主以附子汤，面面俱到。此少阴标寒之症也，然亦本热之症。不病无形之气化，而病有形之经脉者。二十六节云：少阴下利，便脓血者，桃花汤主之。二十七节云：少阴病二三日至四日者，腹痛，小便不利，便脓血者，桃花汤主之。二十八节云：少阴病，下利便脓血者，可刺。此言本热病在经脉者，宜用石药，而济以期门刺法。便脓血亦热入血室之义也。又有标寒之症，病发于手足之少阴，而实本于阳明之中土者。二十九节云：少

① 阴虚：这里的“阴”是指下焦肾，不是指与“阳”相对的“阴”。联系上文，上焦阳中之阳指少阴（心）君火，这里下焦水中之阳指命门之火。

阴病，吐利，手足厥冷，烦躁欲死者，吴茱萸汤主之。此从少阴而归重到阳明。以百病皆以胃气为本，伤寒症重之，少阴症尤重之。总结上文数节之义，少阴症虽有标本寒热之不同，而著眼不离乎此。首节至此作一大段读。

然而少阴上火下水而主枢也。主枢则旋转无有止息。第三十节云：少阴病，下利，火不下交而下寒。咽痛，水不上交而上热。胸满，心烦者，上下神机枢转不出，内郁而为烦满。猪肤汤主之。此上下而合言也。第三十一节云：少阴病二三日，咽痛者，少阴之脉从心系而挟咽。可与甘草汤；不差者，与桔梗汤。此言水不上交而为痛也。第三十二节云：少阴病，咽中伤，生疮，不能语言，声不出者，苦酒汤主之。此言水不上交，甚则兼及于肺而宜敛也。第三十三节云：少阴病，咽中痛，半夏散及汤主之。此言水不上交，正治不愈者，宜用从治之法也。此数节承第三十节咽痛立论，为少阴上火作一扇[①]也。

下利为少阴症下水之一扇。自三十四节至三十七节，皆言水火不交，则水中无火，火失闭藏之职。至三十八节变回阳之法为和解，三十九节变辛温之法为清利，而推言中焦不输之下利，言其常亦不遗其变，俱补出少阴主枢之义。今试再详之。第三十四节谓：

---

① 扇（shàn 扇）：福州方言称门户的一边为一扇，这里可借喻各自的一方。

少阴病下利，白通汤主之。示少阴下利以此为专方。第三十五节谓：少阴病下利脉微者，与白通汤；利不止，厥逆无脉，干呕，烦者，白通加猪胆汁汤主之。服汤脉暴出者死，微续者生。此言寒盛骤投热药而拒格，必取热因寒用之法也。第三十六节谓：少阴病二三日不已，至四五日，腹痛，小便不利，四肢沉重疼痛，自下利者，此为有水气，其人或咳，或小便利，或下利，或呕者，真武汤主之。此言水中无火，则土虚不能制水。“此为有水气”五字最重，为少阴之侧面文章，非白通、四逆之为正面文章也。第三十七节谓：少阴病下利清谷，里寒外热，手足厥逆，脉微欲绝，身反不恶寒，其人面赤色，或腹痛，或干呕，或咽痛，或利止脉不出者，通脉四逆汤主之。此言内真寒而外假热，为少阴之正面文章，又为四逆症之进一步文章也。自三十一节至此，承上第三十节下利立论，为少阴症下水作一榻也。

第三十八节谓：少阴四逆，其人或咳，或悸，或小便不利，或腹中痛，或泄利下重者，四逆散主之。此承四逆不专主于虚寒，复设和解一法，以示变动不居之意。所以暗补出主枢之义也。第三十九节谓：少阴下利六七日，咳而呕渴，心烦不得眠者，猪苓汤主之。此承下利虽属于下焦，至六七日寒变为热，而气复上行，病见咳、呕、渴、烦、不眠等症，所谓下行极而上也。复设一清利法，遵经旨邪气自下而上者仍须从下引而出之，亦所以暗补出主枢之义也。跟上第三十节全节大意主枢作一橲也。所以然者，少阴为性命之根，病有水火之分，治若焚溺之救，稍迟则不可挽矣。

第四十节云：少阴病，得之二三日，口燥舌干者，急下之，宜大承气汤。此言少阴君火亢于上，不戢将自焚也。第四十一节云：少阴病，自利清水，色纯青，心下必痛，口干燥者，急下之，宜大承气汤。此言少阴君火亢于上，加以木火煽之，一水不能胜二火而立竭矣。第四十二节云：少阴病六七日，腹胀不大便者，急下之，宜大承气汤。此言少阴君火不能从枢而出，逆于地中而为胀，即《内经》所谓一息不运则针机穷，必急下以运少阴之枢而使转之。少阴三急下症，宜于《浅注》而熟玩之。又有二急温症。第四十三节云：少阴病，脉沉迟者，急温之，宜四逆汤。言少阴为性命之根，起首脉沉，预知已伏四逆、吐利、烦躁之机，即《易》履霜坚冰至之义。盖于人所易忽者，独知所重而急治之也。第四十四节云：少阴病，饮食入口则吐，心中温温欲吐复不能吐。阴寒拒格不纳，露出枢象。始得之，手足寒，脉弦迟者，此胸中实，不可下也，当吐之。借胸中实可吐症，跌出急温症。若膈上有寒饮，干呕者，不可吐也，急温之，宜四逆汤。此于少阴阴气上弥寒饮，不同于胸实。盖人所摇移者，得所独断而急治之也。究而言之，少阴重在救阳，而真阴亦不可伤。第四十五节云：少阴病，下利，脉微阳虚。涩，阴虚。呕而汗出，阳虚则阴寒上逆而为呕，阴虚则阴不内守而汗出。必数更衣，反少者，七字是一节之眼目，阳虚则气下坠，阴虚则动努矣。当温其上，灸之。言当灸百会一穴，以温其上，不可偏温其下，以灼真阴。言外见对待之阴阳，分而为两；互根之阴阳，合而为一也。少阴篇文字空灵幻变，不可方物，老子其犹龙矣乎？

卷　六

厥　阴　篇

厥阴为风木之脏，从热化者多，从寒化者少，以木中有火故也。

何谓厥阴证?《伤寒论》云：厥阴之为病，消渴火盛，气上冲心，气逆即火逆也。心中疼热，火邪入心，饥火能消物也。而不欲食，木克土也。食则吐蛔，虫为风化，一闻食臭，则上入于膈而吐出。下之，利不止，误下伤胃气是也。厥阴为两阴交尽，宜无热证。然厥阴主肝，而胆藏于内，则厥阴热证，皆少阳之火内发也。要知少阳、厥阴同一相火。相火郁于内，是厥阴病；相火出于表，为少阳病。少阳咽干，即厥阴消渴之机；胸胁苦满，即气上冲心之兆；心烦，即疼痛之初；不欲食，是饥不欲食之根；喜呕，即吐蛔之渐。故少阳不解，转属厥阴为病危；厥阴病衰，转属少阳为欲愈。

乌梅丸为厥阴证之总方，吐蛔，久利者尤宜。

病初起手足厥冷，脉微欲绝，宜当归四逆汤；有久寒，加生姜、吴萸、酒、水各半煎。以相火寄于肝，经虽寒而脏不寒，故先厥者后必发热。手足愈冷，肝胆愈热，故云厥深热亦深也。姜、附不可妄投。

脉结者，脉缓时一止曰结。《活人》云：阴盛则结。代者，一脏气败，其脉动而中止，不能自还，而他脏代之。心动悸，心气不宁，炙甘草汤主之。按：他经亦有此证，是阳气大虚，虚极生寒，非姜、附、肉桂不为功。若用此药，是速其死也。惟厥阴证，肝中之相火本少阳之生气，而少阳实出坎中之真阴，即经所谓阳为之正、阴为之主是也。

按：前言表证而手足厥逆，此言里证而脉结代，虽为厥阴寒化，终不用姜、附大热之品，以厥阴之脏相火游行于其间故也。

脉微欲绝不可下。若脉滑而厥，是内热郁闭，所谓厥应下是也。下之是下其热，非下其实。泄利下重者，四逆散；欲饮水数升者，白虎汤，皆所以下无形之邪也。若以承气下之，利不止矣。

热利下重者，白头翁汤主之。下利欲饮水者，热也，白头翁汤主之。

以上治热化之法也。

厥者必发热，热与厥相应，热深厥亦深，热微厥亦微，此四证是厥阴伤寒之定局；先热后厥，厥热往来，厥多热少，热多厥少，此四证是厥阴伤寒之变局，皆因其人阳气多少而然。

乘脾、乘肺二证宜辨。

曰伤寒腹满，经云：诸腹胀大，皆属于热。此由肝火也。谵语，经云：肝气盛则多言。寸口脉浮而紧，紧则弦脉，此肝乘脾也，名曰纵，刺期门。

曰伤寒发热，啬啬恶寒。肺主皮毛，因无头痛项强，非属太阳病，为肺虚。渴欲饮水，无白虎证之欲饮，亦为肺虚。腹满，无承气证，因肺虚不能通调水道，此肝乘肺也。肺金虚不能制木，肝寡于畏，侮所不胜也，名曰横，刺期门。肝有亢火，随其实而泻之。

伤寒阳脉涩，阴脉弦，法当腹中急痛。此亦肝乘脾也，先与小建中汤平肝以补脾；不差者，中气虚而不振，邪尚流连，与小柴胡汤主之。令木邪直走少阳，使有出路，所谓阴出之阳则愈也。

伤寒厥而心下悸者，宜先治水，当服茯苓甘草汤，却治其厥；不尔，水渍入胃，必作利也，此亦肝乘肺也。虽不发热恶寒，亦木实金虚，水气不利所致。上节腹满，是水在中焦，故刺期门以泄其实；此水在上焦，故用茯苓甘草汤以发其汗。此方是化水为汗、发散内邪之剂，即厥阴治厥之剂也。

《内经》云：厥阴之上，风气治之，所谓本也。本之下，中之见也。见之下，气之标也。又曰：厥阴不从标本，而从中见也。又曰：厥阴为阖。又《热病论》曰：伤寒六日，厥阴受之。厥阴脉循阴器而络于肝，故烦满而囊缩。厥阴木气逆，火气盛，故烦满；循阴器，故囊缩。

盖厥阴以风木为本，以阴寒为标，中见少阳。厥阴为阴极，故不从标本，而从中见也。本论以厥阴自得之病为提纲，故先曰消渴，气上冲心，心中疼热，饥而不欲食，食则吐蛔，下之利不止等证。然必合之外证有厥热往来之气化，或呕或利，方为真厥阴。其余或厥，或利，或呕，内无气上冲心、心中疼热等证，皆似厥阴而非厥阴也。其云消渴者，消为风消，渴为木火上熏也。其云气上冲心者，木气上凌心包也。其云心中疼热者，是其气甚即为火，火甚即生热。阴血受灼，不足荣养筋脉，故筋脉不舒而疼；胃液受灼，故饥。其云不欲食者，是木气横逆也。其云食则吐蛔者，蛔感风木之气而生，闻食臭则出。湿热腐成，居于胃底，无食则动，胃寒则出，胃热亦出。下之利不止者，阴寒在下也。

二章一节云：厥阴中风，脉微浮为欲愈，不浮为未愈。阴经受邪，脉当沉细。今反浮者，以风为阳邪，元气复而邪将散，故脉见微浮。不浮则邪深入不外散，故为未愈。二节言欲愈之时。盖少阳旺于寅卯，解于此时者，中见少阳之化。三节厥阴阴之极，渴欲饮水。

水为天一所生之水，以水济火，阴阳气和而病自愈。提纲后止此三节提出厥阴病，其余则曰伤寒，曰厥，曰下利，而不明言厥阴病。以厥阴从中见，而不从标本也。

三章一节曰：诸四逆厥者，不可下之，虚家亦然。总起下文诸节厥逆之意，亦以承上文下之利不止。夫四逆厥者，咸藉生阳之来复，故不可下，非特阳气太虚寒邪直入，即热深者亦间有之。热盛于内，内守之真阴被烁几亡，不堪再下以竭之。故申其戒曰，气血两虚之家即不厥逆，亦不可下也。二节言阴阳、寒热互换之理。厥阴伤寒，先厥后发热，而利必自止。厥不再作，利亦不再下。若见厥，则复利。三节言寒热胜复之理，而归重于胃气也。凡厥、利，当不能食，今反能食者，恐中气除去，求救于食，当以索饼试之。若胃气能胜谷气而相安，则不暴然发热，恐暴热来骤而去速也。本发热六日，厥反九日，复发热三日，热与厥无太过不及，故期旦日夜半愈，若再发热三日，兼之脉数，此中见太过，热气有余，必发痈脓也。总之，厥、利转为发热，乃属愈期。仲师不是要其有热，要其发热而厥、利止。厥、利止而热亦随罢，方为顺候。若热气有余，则伤血分，而化为如痈之脓，非发痈也。数脉为热气有余，迟脉为寒气不足。伤寒六七日，阴尽出阳，可望其阳复。与黄芩汤复除其热，热除内外皆寒，腹中应冷，当不能食，今反能食，此中气已除，必死。此节因脉数而推及脉迟，反复以明其义。五节言热化太过，火热下行，则便脓血；火热上升，则咽痛而为喉痹。随其经气之上下而为病也。伤寒先厥后发热，下利必自止，而反汗出，阴液泄于外而火热炎于上，必咽中痛，其喉为痹。发热无汗而利必自止。发热无汗而利不止，则阳热陷下必便脓血。火热下行，故其喉不痹。第六节遥承诸四逆厥者不可下，恐泥其说也。伤寒一二日至四五日而厥者，必发热也，是先厥后发热也。前热者后必厥，是先热后厥。厥之日期深者，则发热亦深；厥之日期微者，则发热亦微。厥应下之，前不可下，指承气等方；此应下，热证轻有四逆散，重有白虎汤，寒证有乌梅丸是也。沈尧封云：厥阴乃正邪分争，一大往来寒热，厥深热深，厥微热微。言寒热轻重，论其常理。其有不然，亦以决病之进退矣。厥阴为三阴之尽，病及此，必阴阳错杂。厥阴肝木，于卦为震，一阳居二阴之下，是其本象。病则阳泛于上，阴伏于下，而下寒上热之证作矣。其病脏寒，蛔上入膈，是下寒之证据也；消渴，心中疼热，是上热之证据也。况厥者逆也，下气逆即是孤阳上泛，其病多升少降，凡吐蛔，气上冲心，皆是过升之病，治宜下降其逆上之阳，取《内经》“高者抑之”之义。其下之法，非必硝、黄攻克实热方为下剂，即乌梅丸一方已具。方中无论黄连、乌梅、黄柏，苦酸咸为下降药，即附子直达命门，亦莫非下降药也。下之而阳伏于下，则阴阳之气顺而厥可愈。倘误认为外寒所束，而反发其汗，则心中疼热之阳尽升于上，而口伤烂赤矣，以厥阴之脉循颊裹环唇内故也。七节言厥热相应，阴阳平，当自愈。八节云：凡厥者，阴阳气不相顺接，便为厥。厥者，手足逆冷是也。观以“凡”字冠首，不独言三阴之厥，并该寒热二厥在内矣。盖阳受气于四肢，阴受气于五脏，阴阳之气相贯，如环无端。若寒厥，则阳不与阴相顺接；热厥，则阴不与阳相顺接也。或曰，阴不与阳相顺接，当四肢烦热，何反逆冷也？不知阳邪热邪深入，阳气壅遏于里，不能外达于四肢，亦为厥。岂非阴与阳不相顺接之谓乎？九节以惟阴无阳之脏厥，托出阴阳不和之脏寒为蛔厥。伤寒脉微而厥，至七八日，肤冷，其人躁无暂安时者，此为脏厥。夫少阴水火不交，则为烦躁；若真阴欲脱，则但躁不烦，此厥阴之但烦不躁者不同。蛔厥者，其人当吐蛔。今病者静而复时烦，此为脏寒。蛔上入膈故烦，须臾复止。得食而呕又烦者，蛔闻食臭出，其人当自吐蛔。蛔厥者，乌梅丸主之，又主久利方。吐蛔言其常，不吐蛔而呕烦，风木之动，亦可以吐蛔例也。《金匮》云：腹中痛，其脉当沉而弦，今反洪大，故有蛔虫。蛔虫之病，令人吐涎，心痛，发作有时，毒药不止者，甘草粉蜜汤主之。盖腹痛脉多伏，阳气内闭或弦，则邪气入中也。今反洪大，是蛔动而气厥也。吐涎，吐出清水；心痛，痛如咬啮，时时上下也。蛔饱而静，其痛立止；蛔饥求食，其痛复发也。十节、十一节言厥阴必藉少阳、少阴之枢转。枢转不出，逆于阴络而为便血；枢转不出，逆于膀胱、关元而为冷结。厥阴伤寒，热少厥微，指头寒，默默不欲食，烦躁数日，小便利，下利色白，此热除，欲得食，其病为愈。若少阴枢转不出，故厥而呕。少阳枢转不出，胸胁烦满者，阴阳并逆，不得外出。内伤阴络，其后必便血。热邪内陷为便血，寒邪内陷则手足厥冷。言我不结胸，胸在上而主阳，腹在下而主阴，各从其类。故少腹满，以厥阴之脉过阴器，抵少腹，按之则痛，此冷结在膀胱、关元也。十二、十三节言阴阳胜负，可以日数之多寡验之。厥少热多，阳气太过，阴血受伤，其后必便血，以厥阴主包络而主血。寒多热少，阴气盛而阳气退，其病为进。人之伤于寒，则为热病，热虽甚不死，是伤寒以热为贵。然热不及者病，太过者亦病。故此二节，论寒热之多少，以明不可太过与不及也。仲师以热多为病愈，厥多为病进者，是论病机之进退。以厥为热邪向内，热为热邪向外，非外来客热向外为退向内为进也。故热多为病邪向愈之机，不是病邪便愈之候。

所以纵有便脓血之患，而热迫营阴与热深厥逆者，仍有轻重也。

厥阴有不治之死证，不可不知。伤寒六七日，脉微，手足厥冷。虚阳在上，不得下交于阴，故烦；真阴在下，不能上交于阳，故躁。此阴阳水火不交，宜灸厥阴以启阴中之生阳，而交会其水火。若厥不还，则阳气不复，阴气乖离，故死。厥不还者死，则知发热为厥阴之生机。然发热亦有三者为死证：伤寒发热当利止，而反下利；身虽热而手足反见厥逆，孤阳外出，独阴不能为之守，更加躁不得卧，阴盛格阳，主死。伤寒发热下利至甚，厥不止者，即无躁不得卧，亦主死。《金匮》云：六腑气绝于外者，手足寒；五脏气绝于内者，利下不禁。脏腑气绝者亦死。伤寒六七日下利，若发热而渴，汗濈濈而微利，是阳复之证。倘热、汗、下三者一时并见，乃真阳之气虚脱于内为利，浮散于外为热，发越于上而为汗，主死。亡阳有死证，亡阴亦有死证。伤寒五六日，不伤于气而伤于血，故不结胸，不结胸则腹亦不硬而濡软。伤于血则脉虚，血虚于内，不能与阳相接于外，故手足复厥。厥不为热深，而为亡血。下之愈亡其阴，故死。发热而厥，至七日，六气已周[①]，来复于太阳则应

① 六气已周：六经由太阳至厥阴已行尽，周而复始。六气，这里指六经。

止。今不惟不止，而反下利，阴盛虽未至于死，亦为难治。

五章凡八节，皆论厥证有寒有热，有虚有实也。阳盛则促，虽手足厥逆，亦是热厥，忌用火攻。然有阴盛之极，反假现数中一止之促。但阳盛者，重按之指下有力；阴盛者，重按之指下无力。伤寒脉促，知其阳盛之假；手足厥冷，知其阴盛之真。可于厥阴井、荥、经、俞等穴灸之，以启其陷下之阳。此厥阴证之寒也。伤寒脉滑而厥者，阳气内郁，不能外达，外虽厥而里有热，白虎汤主之。脉微而厥为寒厥，脉滑而厥为热厥。阳极似阴，全凭脉以辨之，然必烦渴引饮，不大便，乃为里有热也。经脉流行，荣周不息，经血虚少，不能流通畅达，手足厥寒，脉细欲绝者，当归四逆汤主之。若其人内有久寒，加吴萸、生姜。厥阴肝脏，藏营血以应肝木，胆腑内寄，风火同原。苟非寒邪内犯，一阳生气欲寂者，不得用大辛大热之品以扰动风火。不比少阴为寒水之脏，其在经之邪，可与麻、辛、附子合用。是以虽有久寒，不现阴寒内犯之候者，加生姜以宣泄，不取干姜之温中；加吴萸以苦降，不取附子之助火。分经投治，法律精严，学者所当则效也。经脉内虚而厥，有当归四逆汤之治。而阳虚之厥，反作假热，又当何如？大汗出，谓如水淋漓；热不去，谓热不为汗衰。盖言阳气外泄，寒邪独盛，表虚邪盛，势必失和。有内拘急，四肢疼之证，再见下利，厥逆，阴寒内盛；恶寒，阳气大虚，故用四逆汤温经复阳，以消阴翳。大汗，身热，四肢疼，皆是热邪为患，而仲师便用四逆汤者，以外有厥热、恶寒之证，内有拘急、下利之候。阴寒毕露，则知汗出为阳气外亡，身热由虚阳外泄，肢冷由阳气内脱。其辨证又只在恶寒、下利。总之，仲师辨阳证，以恶热、不便为里实。上节阳虚有假热，此节阳虚无假热。大汗若大下利而厥冷者，四逆汤主之。汗而云大，阳气亡于表；下利云大，阳气亡于里。加以厥冷。何不列于死证？玩本文不言五六日、六七日，可知乃阴寒骤中。邪气虽盛，正气初伤，急温正气犹能自复，故用四逆汤胜寒毒于方危，回阳气于将绝。汗利止，厥回，可望生全。不因汗下而厥冷，用当归四逆汤；因汗下而厥冷，用四逆汤，此缓变之机权也。此证无外热相错，为阴寒之证易明。然大汗、大下，则津液亦亡，此际救阳为急，阳回，亦当徐救其阴也。亦有因痰水而致厥者，病人无他证，手足厥冷。四肢受气于胸中，因痰饮结聚，斯气不能通贯于四肢。脉乍紧者，痰脉怪变无常。不紧而忽紧，忽紧而又不紧，邪结在胸中。胸者，心主之宫城。心为邪碍，心下满而烦，饥不欲食。病在胸中，当须吐之，宜瓜蒂散，即《内经》所谓“高者引而越之”之意。再言水厥。伤寒厥而心下悸，宜先治水，当服茯苓甘草汤，却治其厥；不尔，水渍入胃，必作利也。此厥阴病预防下利之法。病至厥阴，以阳升为欲愈，邪陷为危机。厥而下利，则中气不守，邪愈内陷。此条厥而心下悸，水邪乘心，心阳失御，见此则治厥为缓，而治水为急。何也？厥犹可从发热之多少以审进退之机，水必趋于下而力能牵阳下坠故也。伤寒六七日，大下后，寸脉沉而迟，手足厥冷，下部脉不至，咽喉不利，唾脓血，泄利不止，为难治，麻黄升麻汤主之。寸脉，气口也，气口独为五脏主，胃阳衰而寸脉沉迟也。四肢为诸阳之本，阳虚故手足厥冷。下后阳虚，故下部脉不至。下寒则热迫于上，故咽喉不利而吐脓血也。即前所谓厥后热不除者，必便脓血。热气有余，必口伤烂赤泄利不止。寒邪在下，正虚邪实，阴盛阳衰，寒多热胜，表里舛错。治寒则遗其热，治热则遗其寒，补虚必助其实，泻实必助其虚，诚为难治。

六章十八节皆统论厥阴下利，有寒热、虚实、阴阳、生死之不同。伤寒四五日，腹中痛，若转气下趋少腹者，厥阴阴寒内合太阴，由太阴而仍归厥阴。下而不上，此欲自利也。伤寒本自寒下，医复吐下，寒格更逆吐下，若食入口即吐，干姜黄连黄芩人参汤主之。其人本从于寒而下利，复吐下之，下因下而愈寒，上因吐而愈热，寒热相阻而成格证，非寒热相结而成痞证。不食则不吐，是心下无水，故不用姜、夏，以干姜辛温除寒下，而辛烈又能开格纳食也。下利有微热而渴，脉弱者，今自愈，此言得中见之化也。下利脉数，有微热汗出，今自愈。设复紧，得厥阴之气矣，故为未解。下利，手足厥冷，无脉者，阳陷下，不得横行于手足，又不能充达于经脉也。灸之不温，若脉不还，反微喘，是根气绝于下，阳气脱于上，故死。少阴负趺阳者为顺也。负，承也。趺阳乃阳明胃脉。言少阴之气得上承阳明，则阴气生而脉还，阳气复而得温，故为顺也。下利，阳气下陷，其脉当沉；阴气内盛，其脉当迟；今不沉迟，而寸脉反浮数，是热伤心包。尺中自涩者，下利阴血虚也。阳盛血虚，迫血下行，必清[①]脓血。上节言阴盛伤阳，此节言阳盛伤阴。下利清谷，脏气虚寒，不可攻表。汗出则表阳外虚，里阴内结，故必胀满。经云：脏寒生满病。下利，脉沉弦，则少阳初之气下陷，下重是火邪下逼。若阳热甚而脉大，而非初阳之脉象，为未止。脉微弱为阴，数为阳，乃阴中有阳，为欲自止。《内经》有身热则死之语，而此得少阳中见之化，为阴出阳，虽发热不死。厥阴阴寒下利，脉沉而迟，其人面少赤。三阳之气上循头面，阳格于上，喜得少阳

---

① 清：通“圊”。圊，本义为厕所，此引申为排便。

之热化，身有微热，然而下利清谷者，厥阴之标阴全陷于下。阳热在上，阴寒在下，两不相接，惟取少阴篇大方救之，从阴出阳，必郁冒，汗出而解。病人必微厥，所以然者，其面戴阳，下虚故也。下利，脉数而渴者，今自愈；设不差，必清脓血，以有热故也。言当愈不愈，必热伤心包络而便脓血。申明所以便脓血者，以脉数而渴，内有热故也。下利后脉绝，下焦生气不升；手足厥冷，中焦土气不和；晬[①]时环转一周，脉还手足温者，中土之气将复。复能从中焦而注于手太阴，故生。脉不还者，中土已败，生气已绝，虽手足不逆冷亦主死。此言生死之机，全凭脉息，而脉之根又借于中土也。诸节皆言下利，此节独言下利后，则与少阴下利而头时时自冒者同意。利后似乎邪去，殊不知正气与邪气俱脱之故。晬时脉还，手足温，阳气尚存一线，犹可用四逆、白通等法，以救将绝之阳也。伤寒下利，日十余行，病在厥阴。而三阳、三阴之气皆虚，脉反实者，无胃气柔和之脉，乃真元下脱，故死。谷入于胃，借中土之气，变糟粕，上奉心化赤。厥阴标阴气盛，入胃不能变化精微，蒸津液而泌糟粕，清浊不分，下利清谷，里寒外热，汗出而厥者，通脉四逆汤主之。此言里不通于外而阴寒

① 晬（zuì 醉）：本义为小孩一周岁之称。这里借喻气血由中焦至手足运行一周。

内拒，外不通于里而孤阳外越，非急用大温之剂，必不能通阴阳之气于顷刻。厥阴标阴病，则为下利清谷。厥阴中见得病，则为热利下重者，白头翁汤主之。《内经》所谓暴注下迫，皆属于热也。下重者，厥阴经邪热入下于大肠之间。肝性急速，邪热甚则气滞壅塞，其恶浊之物急欲出而不得，故下重也。下利腹满，身体疼痛，先温其里，乃攻其表。温里宜四逆汤，攻表宜桂枝汤。脏寒生满病，水谷之气下行，阴寒之气上逆，故先温其里寒，后去其表寒也。下利欲饮水者，以有热故也，白头翁汤主之。此申明白头翁汤能清火热以下降，而引阴液以上升也。下利谵语者，中见火化，与阳明燥气相合，胃气不和有燥屎也。厥阴忌下，有燥屎不得不下，宜小承气汤微和胃气。下利后更烦，水液下竭，火热上盛，按之心下濡者，非上焦君火充盛之烦，乃下焦水阴不得上济之烦，此为虚烦，宜栀子豉汤。

呕家有痈脓者，热伤包络，血化为脓也。腐秽欲去而呕，不可以辛散之品治呕，反逆其机，热邪内壅，无所泄矣。俟脓尽则热随脓去而自愈。此章四节俱厥阴之呕，有血气、寒热、虚实之不同也。呕而脉弱，里气大虚，小便复利，气机下泄，身有微热，见厥者，阴阳之气不相顺接，上者自上，下者自下，有出无入，故为难治，四逆汤主之；干呕吐涎沫，头痛者，吴茱萸汤主之。此言厥阴阴寒极盛，津液为寒气绊迎[①]而上。所呕皆涎沫，而无饮食痰饮，而且逆行巅顶而作头痛，非大剂不能治此暴剧之证。方中无治头痛之药，以头因气逆上冲，止呕即所以治头痛也。呕而发热者，小柴胡汤主之。厥阴与少阳为表里，邪在厥阴，惟恐厥逆、下利。若见呕而发热，是脏邪还腑，自阴出阳，无阴邪变逆之患矣，故当从少阳之枢而治之。伤寒以胃气为本，不独厥阴然也。厥阴不治，取之阳明，尤为要法。伤寒大吐大下之，极虚复极汗出，则外亦极虚。虚则气少，不得交通于内，其人外气怫郁，恰似外来之邪怫郁于表。误认为邪热，复与之水以发其汗，因得哕，所以然者，胃中寒冷故也。伤寒哕而腹满，视其前后，知何部不利，利之则愈。哕既有虚寒之证，亦有实热之证。厥阴之经，抵少腹，挟胃，上入颃颡。凡哕呃之气，必从少腹而起，由胃而上升于咽嗌故也。夫伤寒至哕，非中土败绝即胃中寒冷，然亦有里实不通，气不得下泄反上逆而为哕者。《玉机真藏论》云：脉盛，皮热，腹胀，前后不通，闷瞀，此谓五实。身汗得后利，则实者活。今哕而腹满，前后不利，五实之二实也。实者泻之视其前后二部，利之则气得通，下泄而不上逆，哕

① 绊迎：受阻而上逆。绊，本义为拘系马脚，引申为牵制或约束。迎，同逆。

即愈矣。夫以至虚至寒之哕证，亦有实者存焉；凡实热之证，亦有虚者在矣。视其寒热、虚实，而施温凉、补泻，则人无夭死之患矣。